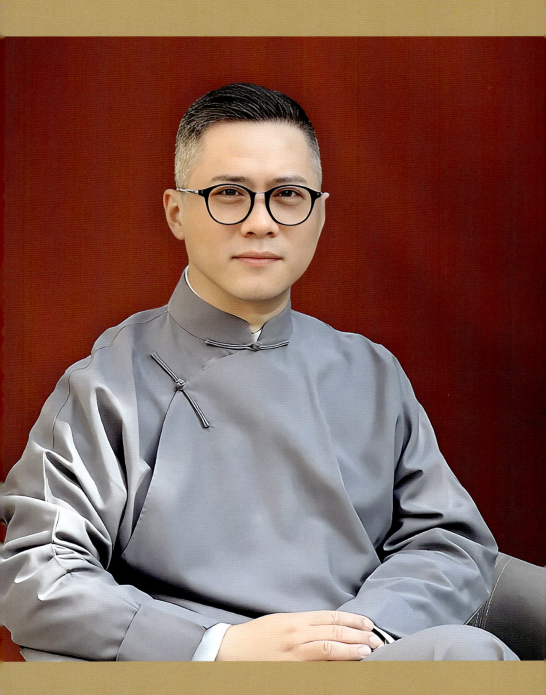

中国道教全真派直弟子、中国漢方睡眠専門理論伝承人梁冬

人生は3万日の夢

―「眠り」と「悟り」への創造的考察―

梁冬　著
張倹　訳

＜内容紹介＞

『よく眠れる秘訣』は 2021 年上海科学技術文献出版社が出版した、睡眠を語る雑学的なものです。著者の梁冬氏は、香港フェニックススターテレビ局のニュースキャスター、バラエティー番組司会者、プロデューサーおよび中国百度社（バイドゥ）の副総裁などを歴任してから、十年あまり睡眠を研究しました。

睡眠障害は、現代人の生活には付き物と言ってよいでしょう。それは、仕事、家庭、情緒、習慣や生理的トラブル等々に起因するもので、やはり心の病というところが大きいです。言うまでもなく、睡眠障害によってさまざまな症状が起こります。髪の毛が抜けるとか、物忘れしがちになるとか、ストレスがたまるとか、免疫力が弱まるとか、さらに言えば、脳の病気にかかるとかであり、とにかく元気がなくなるのです。

本書は主に著者の「睡眠研究ノート」に基づいて、仏教学、中国哲学、中医学（中国伝統医学）、現代医学、心理学および脳科学と、色々違った視野から睡眠を観察したものです。そして本書では「眠れない」ことを 医学的、哲学的、そして生理学的、心理学的に掘り下げるとともに、呼吸、血液循環、体内細菌、情緒変化などを分析し、ストレスとプレッシャーといった「眠れない」原因を突き止めようとしました。

最大の特色としては、本書はどうすれば眠れるかを説く一方、「眠り」の価値を悟ることの大切さを語っています。「人が昼間やることは、なかば夜間眠っている時に予習したことだ」と、従来の睡眠の本にはなかった斬新な論点も挙げています。

本書は全部で十二章からなります。文章はとても読みやすく、ユーモアたっぷりで、あたかも著者が読者と顔を合わせて話しているような語り口で綴られています。

目　次

イントロダクション：入眠と覚醒　*6*

第1章　息の不調：呼吸は睡眠にとってどれほど重要なのか　*31*

第1節　「息の不調」3つの誘因　*31*

第2節　「息の不調」をどう調整するか？　*38*

第3節　睡眠リズムの天敵：無呼吸　*41*

第2章　胃の不調：実は細菌が抗議している　*48*

第1節　胃とはなにか？　*48*

第2節　「寝付けない」原因はおそらく「胃の不調」　*56*

第3節　「寝付けない」をどうやって避けるか？　*66*

第3章　血の不調：循環系は体の道路網　*79*

第1節　循環系は睡眠の質に影響する　*79*

第2節　循環系を改善する方法とアドバイス　*87*

第4章　腎の不調：中医学でいう腎は腎臓だけではない　*100*

第1節　あなたの腎気は充足しているか　*100*

第2節　腎は体全体のさまざまな指標のバランスをコントロールする上で重要な役割を果たす　*104*

第3節　腎が弱いと、全身の機能が悪くなる　*108*

第4節　腎を強くする方法　*117*

第5章 光：光は目に見える宇宙の周波数　124

第1節　光が違うと睡眠リズムも違う　124
第2節　光を睡眠改善に利用する　134

第6章 音：聞こえるのは声、聞こえないのは音　144

第1節　音は体に安心感を与える　144
第2節　音を利用して睡眠を改善する　147
第3節　音で幸福をアンカリングする　155

第7章 どこで寝るか：自分のベッドか、他人のベッドか　163

第1節　体の向きが睡眠の質に影響する　163
第2節　寝る場所が睡眠の質に影響する　168
第3節　あなたには良いベッドがふさわしい　175

第8章 いつ寝るか：時間はリズムである　181

第9章 誰と寝るか：自分の場所に戻り、自分の場所で安らぐ　185

第10章 睡眠とは自分のリズムを作り出すこと　199

第11章 快眠は数十の病気を治す　208

第12章 より良い自分を創り出すために眠る　218

イントロダクション：入眠と覚醒

　1952年、ドイツの物理学者ウィンフリート・オットー・シューマン（Winfried Otto Schumann）は、地球の表面と大気の電離層との間には共振空胴が形成されていて、さまざまな周波数の振動波や電波が存在し、その中で共振・継続して存在する波があるという構想を発表しました。それは、ある地点から出発し、地球を一周して元の地点に戻ってきた時にも、出発時の波長と同じリズムを保持しているというのです。この現象は1960年代に実際に観察され、構想者の名を取って「シューマン波」と名付けられ、「シューマン共振」と呼ばれるようになりました。この共振の波長は主に地球の大きさによるため「地球の鼓動」と喩える人もいました。シューマン波の波長は地球の円周に相当し、周波数は約7.8ヘルツから8ヘルツの間で、これは人間の浅い睡眠時の脳のα波の周波数と一致します。

　α波は安静時の脳波と呼ばれます。目を閉じて静かにリラックスし集中することで、自分自身がα状態になります。この状態の脳波の周波数はシューマン波と共振することが可能です。地球全域を覆う波が自分の小さな頭蓋内の波と共振しているという事実に、深いつながりや意味を感じることができませんか？

　約10年前のある日、ノキア社の幹部と食事をした際に、ノキアがワイヤレス充電器を発売したという話を聞きました。現在では多くのスマートフォンがワイヤレス充電に対応していますが、ノキアは実はその技術を早くから取り入れていたのです。このワイヤレス充電の原理は、二つのデバイスが同じ周波数を共有しているときに充電が可能になるというものでした。

　これは私の睡眠に関する推論に一つのヒントを与えてくれました。後で具体的に述べたいと思います。

　しかし、脳は多くの状況においてはそのように低い脳波を発することはありません。通常は、14〜40ヘルツの周波数を発するの

イントロダクション：入眠と覚醒

です。この波長では、人はより多くの精神的、身体的エネルギーを消耗するストレス状態に置かれます。これは注意力を集中させるのに役立ちますが、ストレスや不安が人間の常態となる重要な要因でもあります。

　見ての通り、あなたの脳にとっても「心」にとっても、シューマン周波数は睡眠に有益な強力な周波数である可能性があります。これは、α波の下限とθ波（4〜8ヘルツ）の上限に基本的に一致しているからです。この周波数は、頭蓋内血流量のレベルを増加させるだけでなく、催眠、暗示、瞑想、および人間の成長ホルモンレベルの向上に関連していると考えられており、生命が誕生した初期の最も一般的な原始的環境の周波数かもしれません。

　シューマン波は中国の道家が重視する「気」に呼応しているとも言えます。道家の「気を鍛える」や「天地の正気を摂取する」という表現は、シューマン波を体内に取り入れることに似ています。したがって、いわゆる「気を鍛える」とは、さまざまな方法を通じて自身をα状態に導き、シューマン波とより共振すると推測できるのではないでしょうか。

＜もちろん、この状態に到達する方法は一つではない＞

　2017年にネパールを訪れた際、世界で最も幸せな人と言われる有名な禅マスターで修行僧のヨンジ・ミンジュリンポチェ[1]氏をインタビューしました。彼は以前、アメリカの科学研究室に招かれたことがあります。この研究室では多くのアメリカの重要な学府によって快楽に関する研究が行われており、研究内容は人の快楽指数が脳の左前頭葉の脳波で測定できるかどうかでした。人の正常な状態では脳波は一定の指数を示しますが、極度に喜んだ状態、例えば、お金を儲けたりオーガズムに至ったりした状態だと、この快楽の指数が変化するといいます。

1　Yongey Mingyur Rinpoche。ラマ教の大師。《世界で一番ラッキーな人》など多くの著書を出版。

研究で、ミンジュリンポチェ氏が瞑想状態に入った時、快楽指数は一気に700％まで跳ね上がりました。それは科学者たちに機器に何か問題が発生したのではと思わせたほどです。それは極度の快楽の状態であることを示し、多くの人がかつて体験したことがない状態だったからです。

　この現象はミンジュリンポチェ氏に限らず、事実上、修行者や礼拝者が聖文や祈祷文、呪文や音や映像に精神を集中して、心が静かで穏やかである状態、つまりいわゆる気功をしている状態、またはα状態に非常に近い状態、シューマン波を受信しやすい状態にも見られます。

　では、これらの状態と睡眠にはどのような関係があるのでしょうか。

＜睡眠に関する2つの推測＞

　過去10年にわたり、私は睡眠に関していくつかの仮説的な予測を立ててきました。これらの予測はまだ十分に証明されていません。厳密な科学的根拠こそありませんが、あくまで個人的な観察に基づくものです。

　まず質問から始めましょう。「仮にある人が横になっていたとして、眠っていた場合と眠っていなかった場合とではどのように違うのでしょうか？」。

　物理学の基本的な理論に基づいて考えると、夜、ベッドでじっと横になっていて、体位を変えずにいれば、たとえあなたが考え事をしていたとしても、昼間に比べて多くのエネルギーを消費することはないでしょう。しかし、あなたが眠っていたとしても、夢を見ている限り、脳は活動しているのです。では、なぜ眠ると楽になれるのでしょうか。なぜわずか5分間の睡眠でさえ、人は元気いっぱいになれるのでしょうか。——たったの5分間で。

　これは、ただ一つの事実を示しています。人間の体を車に例えた場合、眠るという行為は、車を駐車場ではなくガソリンスタンドに乗り入れることに相当します。夜間に携帯電話をオフにしても、充電しな

ければ、翌朝バッテリーが切れてしまいます。しかし、電源を切って充電することでバッテリーは再びフルパワーになるわけです。

　そこで私が最初に立てた予想は、睡眠には必ず「足し算」があり、単なる「休息」以外に何かが加えられているに違いないということでした。

　自分の中に何が取り込まれたのでしょうか？　食事もしておらず、飲み物も飲んでいません。寝ている間に少し汗をかいてエネルギーを放出することはあっても、具体的に何かが体内に入っているようには思えません。では、一体、何が取り込まれたのでしょうか？

　一つの説があります。それは、眠っている間に熱を生み出し続ける臓器があり、その熱が蓄積されてエネルギーとなるというものです。しかし、寝ていない状態でぼーっとしていても疲れてしまうのに、わずか５分の睡眠で急速にエネルギーを充電できるこの現象を、その説だけで説明できるでしょうか？　それで、私はこの仮説だけでは不十分だと思いました。

　そこで、ふと『道徳経²』に記された一節を思い出しました。「陰を背負って陽を抱き、呼吸して和をなす」という言葉です。人は「気を充実させる」ことが必要です。気はどこから来るのでしょうか？それは天と地から来るのです。天と地の間の気が体内に入ってくると聞いても、どこか信じがたいかもしれません。この理論を初めて聞いたら、それを迷信だと思うか、少なくとも非科学的だと思うかもしれません。しかし、それが「気」でなければ、一体何なのでしょう？　例えば、前述したシューマン波でしょうか？

　他にも例を挙げることができます。

　スマートフォンのワイヤレス充電技術に関する先ほどの話以外にも、少し前に、期待されていたものの実現しなかった技術についての噂がありました。その噂では、5G や Wi-Fi の周波数と共振するデバイスが存在し、ネットワークに接続するだけで充電できるというものでした。これは共振による充電の原理の典型的な例です。

2　中国の哲学者老子による古典的な文献で、道教の基本とされる思想が記されている。

この現象は物理学ではよく見られますが、人間の間でも珍しくありません。二人が共振すれば、お互いにエネルギーを供給し合うことができます。このような共振は、天津から北京南駅まで人ひとりを引き連れて行くこともできるのです。——たとえば、以前の同僚の話ですが、彼のガールフレンドは天津から高速鉄道で北京南駅までよく来ました。彼は海淀区から北京南駅まで彼女とデートするために出かけ、二人は駅で会い、食事をしたり話をしたりしてから、それぞれの家に帰って行きました。これは大変な労力が必要なはずですが、二人はなぜそれを楽しんで続けることができたのでしょうか？　それは、彼らが互いに逢いたくて、話したいことがたくさんあったからです。想いの共振があり、それが「エネルギーの交換」をもたらしたのです。——そして、彼らは現在、結婚しています。

　物理学では、エネルギーの移動は全て共振を介して行われることが証明されています。道家の「気を充実させる」教えやスマートフォンのワイヤレス充電から得たインスピレーションは、私の睡眠に対する仮説を立てる助けとなりました。

　人が眠っている時の脳波の周波数は、起きている時と異なります。私が考えるには、脳波がこの周波数に切り替わることで、起きている時には共振できない周波数と共振することができるのです。それが磁場であれ、電磁場であれ、その他の場であれ、原理は同じです。

　それゆえ、食物を摂取する通路のほかに、体にはまた"精神通路"という摂取通路があると考えられます。シューマン共振のように、この通路は無線でつながっており、地球の磁場と関係がある可能性があります。私たちが深い眠りについているときの脳波は0.1〜4ヘルツであり、これは目覚めているときよりかなり低く、地球磁場の周波数に近いです。これは、ラジオのFMを106.9ヘルツから101.2ヘルツに回して、新しいチャンネルに切り替えると新しい番組が届くのと同じようなことです。

　このように体の周波数を調整することで「急速充電」ができるデ

イントロダクション：入眠と覚醒

バイスが存在すべきだと長らく考えていたところ、先日、ロシアのデバイスで、周波数を調整することにより人をすぐに眠りにつかせられる機器があることを知りました。

スマートフォンが「5分の充電で2時間の通話」を可能にするように、人体においても「急速充電」を実現させることができないでしょうか。もし実現できれば、それは大変素晴らしいことです。ベッドが「充電器」となり、人が横たわるだけで、最も効率的に酸素を吸収できるほか、睡眠レベルの脳波に合わせた生物磁場や生物電波を吸収して、"フルパワー"に回復させるのです。

この理論はまだ私の推測に過ぎませんが、もし実現できれば、人類の生活を根本的に変えてしまうでしょう。

脳波が一連の波である以上、ブレイン・マシン・インターフェース（BMI）の出現は避けられないと言えます。テスラのイーロン・マスクCEOは、最近、マウスにブレイン・マシン・インターフェースを装着したことを発表しました。この事実は、人類の技術がどれほど進んでいるかを示唆しています。

私の2つ目の予想は、もしそうであるなら、睡眠はさまざまな周波数に関連したエネルギーの整理および補充プロセスのようなものということになります。これは、エネルギーのチャージに加えて、情報をチャージすることも可能であるという意味です。言い換えると、これまでの瞑想や座禅を全て外部のものにできてしまえるということです。つまり、ある特定のヘルツに切り替えて頭の中に直接、情報をチャージするのです。そんなことが可能になれば、いわば「大量成仏」の時代が訪れることになるかもしれません。

さらに、そうなると、知識をアップロードできるようにもなります。知識をアップロードできるということは、個人的な記憶や情報も書き込むことが可能になるということです。——私がかつて百度社（Baidu）で働いていたとき、第三者である商社マンから、もし百度社が投資すれば、百度社のアプリの特別なプログラムをコンピューター試験の概要に組み入れることができると提案されまし

た。私たちはその提案を拒否しましたが、後にその商社マンが詐欺師であったことを知りました。

　技術的な観点から言えば、ブレイン・マシン・インターフェースを通じて知識やイデオロギー、価値観などを直接脳にインプットした場合、受け取る側にはそれに対する抵抗の余地がほとんどありません。アップロードの能力を持つ側は、特定の価値観を持った大衆を作り出すことができるようになります。例えば、特定の人物を芸術家やアスリートとして認識させることが理論上可能なのです。

　ブレイン・マシン・インターフェースによって知識をアップロードできるのであれば、当然ながらダウンロードすることも可能です。例えば、夢をダウンロードすることなどです。このツールを利用すれば、人々は原始的な夢が何であるかを直接観察することができるでしょう。――しかし、この技術が可能になる一方で、人々は自分の夢を見る資格すら失うかもしれません。毎日夢を見るべき時間が、様々な教材や知識情報で埋め尽くされてしまうのです。子どもが生まれてから大学に至るまでに学ぶすべてのこと、さらにはそれ以上のことが、人々が夢を見ている間にアップロードされるようになります。さらに、意識をネットワークにつなげて「夢のネットワーク」を構築することが可能になります。そうなれば、そこでは、私たちは夢の中で直接つながったり、交流したり、トランプをしたり、夢の中で直接お金の支払いを行ったり、思いのままに誰かにお金を渡すこともできるでしょう。

　この『インセプション』（アメリカのクリストファー・ノーランによる監督・脚本、エマ・トーマス制作）の概念は恐ろしいものです。未来のハッカーがコンピューターに侵入することなく、直接脳に潜入することが可能になるかもしれないのですから。彼らはあなたの口座からお金を引き落とすだけでなく、あなたがお金を持っていたという記憶さえも消去することができてしまいます。そのようなことが起きた時、ブロックチェーンでこの不正行為を防ぐことができるでしょうか。

イントロダクション：入眠と覚醒

　さらに推測すると、「夢のネットワーク」の実現は介護産業を根本から変えてしまうでしょう。現在、私たちは「介護」の方法を学びにわざわざ日本へ足を運んでいます。―― 例えば、高齢者に自ら体を鍛えさせる方法や、彼らの生活の質を向上させる方法などです。――しかし、もし「夢のネットワーク」が実現すれば、これらの学びは完全に不要になります。高齢になった人々は、介護コストの高さを理由に、おじいさんもおばあさんも栄養液に浸かった状態になり、彼らの意識はインターフェースを通じて外部に出て行き、歌いたいときに歌い、踊りたいときに踊り、法律に違反しない限り、どのようにも楽しく過ごすことを選ぶことができます。しかし、彼らの肉体は常に栄養液の中で維持されるのです。物理的な空間での移動や世話も必要ありません。臓器の状態の良し悪しは問題ではなく、ただ悪い臓器を交換すればよいのです。そうして、人の命が永遠に続くか、あるいは終わるかは、支払いを続ける能力によって決まることになるでしょう。その時、人間は、インターフェース内で生活する人々と、外で物理的な作業をする人々の二つのグループに分かれることになるのです。

　このような未来は「奇想天外」と言えるでしょうが、最終的には、このような方法で対処する以外には介護問題を解決する方法はないかもしれません。真に問題となるのは、人間がこのような生き方をする必要があるかどうか、という根本的な問題だけです。教育、広告、金融、介護、エンターテインメント、ゲームなど――生から死へ、死から生へ、色即是空、空即是色[3]、現実は虚構であり、虚構は現実なのです。

　私はこの数年にわたる睡眠の研究を経て、最終的に一つの結論に至りました。それは、経典にあるように「すべての有為法[4]は、夢と幻、

3　仏教、特に般若心経に見られる教えで、「形あるものはすべて実質を持たない（空）」という空性の概念を示す。物質的なもの（色）と空虚さ（空）は不可分の関係にあり、この理解を通して苦しみからの解放を目指す。
4　仏教用語で、すべての存在は因果の法則に基づいて生じ、変化し、滅びるという特性を持つという概念。この世の全ての現象や事物は一時的で、常に変化しているとされる。

露と雷のように観るべきだ」というものです。すべての有為法、つまり私たちが見てきたすべての「有為」の方法、意義のあること、価値のあるものは、生物電の交換に過ぎません。

　そして、睡眠は最終的に一大産業となり、すべての産業がそれに連結するようになるでしょう。その時、物体として物理的に存在するか否かは、それほど重要ではない二次的な問題となるでしょう。

　それゆえ、現代人が仏教学の知識を少しでも学ぶことは有益であり、これらの真理の傾向を早めに理解する手助けとなるはずです。そうすると、興味深いことに思い当たります。それは、お釈迦様がどのようにして、自分の想像力、個人的な悟り、自己の体験だけによって、二千何百年も前にこれらのことをはっきりと頭に描いたのか、という点です。

　私の提案ですが、時間が許せば、南京の牛首山仏頂宮に行き、仏頂骨舎利を参拝することをお勧めします。私はその舎利を見たとき、この骨の下にあるだろう脳の中に、宇宙の非常に重要な秘密が隠されているということを想像せずにはいられませんでした。人間が脳と体だけで世界を理解することができるということは、世界最大の奇跡ではないでしょうか？

　これまでの人生で私が何か力を入れて推測したことがあるとすれば、それは先ほど述べたことで、これらはこれまで誰も提示したことがないものです。これはあくまで私個人の予想に過ぎませんが、この予想が正しいか間違っているかは現時点では大した問題でなく、大切なのは「大胆に仮説を立て、慎重に証拠を求める」ことです。私はこれまで公の場でこのことについて言及したことがありますが、本書で初めてこれらの未だ十分に論じられていない思索を正式に書面で発表したいと思います。

＜睡眠の練習は、人生のリハーサル＞

　ミンジュリンポチェ氏（Yongey Mingyur Rinpoche）にインタビューした際、睡眠と快楽の関係をどう考えているのかについて尋ねまし

イントロダクション：入眠と覚醒

た。彼は次のように答えました。「睡眠の過程で、もし最終的に意識的に睡眠をコントロールできる行為に変え、夢の中でも常に幸せな状態を実現できるのなら、それは幸福の究極の能力を生み出したことになります。逆に、睡眠をコントロールする能力を昼間にも広げ、自らの究極の快楽能力を徐々に練習して身につけていけば、それは人の一日中の、そして一生の習慣として定着していくでしょう」。

仏教には「人生は三万日の夢の如し」という言葉がありますが、これは、人生の合計三万日余りが、実はより高い次元での夢であるという意味です。

映画『インセプション』では、人が夢を見ているかどうかを判断する一つのとても重要な指標があります。もし自分がどうやってこの環境に来たのかわからないなら、それはあなたがすでに夢を見ているというものです。

この言葉はもっと長い時間にも同じように適用されます。人の一生を、三万日を超える時間やもっと遠い百万年という長い時間の流れの中に置いてみたとき、私たちは誰も自分がどうやってこの世に来たのかわかりません。

仏教や究極の智慧を追求する他の信仰には共通する考え方があります。それは、——人の一生は、別の次元で起きているより大きな夢の中にあるという考え方です。

睡眠の練習を通じて、より良く眠る能力を養い、人生という大きな夢の中でより良く生きるための力を身につける練習することができます。もちろん、あなたがもっと高みを目指す人であれば、王陽明の「知行合一[5]」の教えのように、心の中でああなりたいと思う人に自分はなれると一身に信じれば、あなたはその人になれるでしょう。

＜睡眠中に行うリハーサルがリアルであればあるほど、迅速に実現できる＞

私がフェニックススターTVにいた時、バラエティ番組の司会と

---

5 主に儒学や禅宗で見られる思想で、「知識」と「行動」は一体であるべきだとする考え。

ニュース番組のキャスターを兼務していた時期がありました。夜は
「フェニックスに集まれ」、朝は「フェニックスモーニングシャトル」
という番組を担当し、人格が極度に分裂した状態に陥っていました。
その間、度々いろんなPR会社からファクスが届いていました。そ
れらは自社の上場についてニュースキャスターにインタビューしに
来てほしいという内容でしたが、異なるPR会社から送られてきた
ものであるにもかかわらず、そのファクスの内容は驚くほど似通っ
ており、文体もほとんど同一だったのでした。私はこの経験から、
企業の広報という仕事はそれほど難しいものではないと思うように
なりました。——本当にどれもほとんど同じだったのです。

　私は当時まだ貧しくて、直通列車の切符を買うお金もありません
でした。広州から香港に行くたびに、車で深圳の羅湖口岸まで行き、
イミグレを通過した後、その羅湖口岸から車で香港の住まいへ戻ら
なければなりませんでした。そんなある日、羅湖の露店で「メイン
ボード上場ガイド」という本を購入しました。その本には、香港の
メインボードやアメリカのナスダックに上場するための多くの注意
事項が記載されていました。それは海賊版であり、多数の誤字があ
りましたが、読み終えた時、なんと一種の幻覚のような感覚が生ま
れたのです。それは、私はもし会社の上場を任せられ、マーケティ
ングやセールスプロモーションを担当できたら、どれほど面白いだ
ろうと。

　バラエティ番組の司会者としては、これはただの奇妙な幻想に過
ぎないと言えるかもしれませんが、私が普通の人として夢を見るこ
とは誰も遮ることができません。テレビの仕事をしている期間中、
私は常に心の中で、もし自分がウェブサイトを任され、上場を担当
するなら、私はどのようにキャッチコピーを書くべきか、投資家向
けプレゼンテーション資料を作成し、上場前後のPR活動をどう手
配すべきか、といったことを考えていました。

　このように心の中で半年ほどイメージトレーニングをした頃に、
私はある観光地へ向かうバスで、偶然、一人の男性に出会いました。

16

イントロダクション：入眠と覚醒

私は自分がやりたいことについて彼と5分間話して別れましたが、図らずも2週間後、彼が私のところを訪ねてきて、百度社に入る気があるかどうかと尋ねてきたのです。この人が李彦宏[6]さんです。

　私は少し不安でした。なぜなら、これはとんでもないことで、バラエティ番組の司会者から芸能ではなく会社のマーケティング担当になるというのですから。後になってわかったのですが、その時百度は上場を控えており、上場に伴うPR活動を展開するために私を招聘したのでした。私はその時、人の描いた夢が、心の中で完全に準備されていれば、現実になるのだということに気づいたのです。そして、私は百度に入社しました。

　百度に入社して初めて役員会に参加した時、率直に言って私はまたものすごい不安を感じていました。なぜなら、会議が英語で行われていたためです。彼らがROE、ROI、P2P、P4Pなどの言葉を使って話している時、私は落ち着いたふりをして、理解しているかのように微笑を浮かべることしかできませんでした。

　そこで、私は友人たちにどうすればよいかと助けを求めたところ、香港の友人が一冊の本を送ってくれました。そこに書かれていたのは、如何にしてレーガンがアメリカで最も偉大な大統領になったかという話でした。とはいうものの、彼は最初、大統領として何をすべきか全く知りませんでした。大統領になる前の彼は三流の役者でした。しかし、彼は役者としての長所を生かし、テレビや他の場所で人々が期待するアメリカ大統領のイメージを演じ切った結果、後にアメリカ史上最も偉大な大統領の一人と評価されるに至ったのです。

　私はこの本にとても勇気づけられました。そして、まるで役者が役を演じるように、百度で約3年間副総裁という「リアリティ番組」をやり切りました。当然ですが、その間、演じながら経験を積めば積むほど仕事ができるようになり、夢中になり、だんだんわかって

6　百度社の創業者、CEO。

きたのです——ああ、なるほど、これが副総裁なのだと。

　しかし、さらにその後、私は「リアリティ番組」の夢から覚め、百度を辞めたのでした。この「リアリティ番組」の夢の期間中、百度はアメリカでの上場準備を始めました。正直、私はそれまで何度もそれを心の中でイメージしたことがあったものの、実際にどう進めたらよいのか分かりませんでした。全く経験がなかったからです。そこで、私は会社に会議室を設け、《タイムウィーク》、《ビジネスウィーク》、《21世紀経済新聞》、《経済観察新聞》、《財経雑誌》、《三聯生活ウィーク》などと書かれた紙を壁一面に貼り、これらの雑誌や新聞が百度についてどのように報じるかをイメージしました。そして、これらの中のメディア取材担当の人を三人招き、彼らのやり方に基づいて記事を書いてもらい、それを会議室の壁の至るところに貼ったのです。

　そして、百度は上場しました。メディアの報道は案の定、私たちが想像していた通りで、ほとんど違いはありませんでした。

　上場の日、私は不思議に思いました。私という1人の会社上場の広報活動の指導も受けていない者が、なんと百度の上場プロセスをリードし、かねて想像していた通りの成功を収めたからです。

　以前、任法融道長から「為すには争わず」という四字熟語を授かりました。私は以前、この言葉を「やるけれども、無理には奪わない」と解釈していましたが、今回の上場を経験して、その真意を理解しました。この言葉の意味は、私たちはまず「内面的に」為すべきであり、その後は慌てる必要はないということだったのです。

　百度の夢から覚めた後、私はアメリカの学術ゴシップ誌のある記事を読みました。それによると、一人のアメリカ人映画監督が、実際にスーパースターになった人々を観察したところ、彼らは売れる前から自分を心の中でスーパースターだと完全に信じ込んでいて、それが後に現実として実現しただけのことだった、という内容でした。

　この話は私に大いにヒントを与えてくれました。私たちが何かを成し遂げ、何者かになれたとしたら、その全てが地道な努力による

ものというわけではなく、ずっと前に心の中でそのイメージを完全に作り上げていたからと言えるということです。

映画『インセプション』に登場する女性は夢を設計する人で、彼女の仕事は夢の中のシーンを作ることでした。街、お茶のコップ、コースター、絨毯、空間、匂い、重量感、見えるもの、聴こえるもの、匂うもの、味わえるものまで、感じられるあらゆるものをホログラフィックの理論に基づいて構築する仕事です。このシーンでも、夢の中で何が本物で何が偽物なのかはわかりません。

そうこうしているうちに、私は睡眠がどれほど重要かということに気づいたのです。睡眠は現実の人生の総括であり、リハーサルであると。夢では、本質的に、日常生活の目覚めた状態で人がどうあるか、各シーンを内面的に構築することができるのです。これらのシーンがリアルであればあるほど、早く実現する可能性が高いのです。

＜睡眠中に構築したシーンが、あなたの人生での視点を決定する＞

これらを理解した後で、以前流行した『秘密』(Rhonda Byrne 著)という本を読んでみました。そこには、いわゆる「引き寄せの法則」に言及されており、意識の中にはすでに「意識のレーダー」が存在していて、私たちが認識するものは全て、この意識のレーダーによって捉えられたものだといいます。

多くの人はこれを自らが引き寄せた現実だと考えがちですが、実際はそうではありません。現実の世界にはさまざまなものが存在していますが、意識のレーダーの角度によって捉えられる部分だけが私たちが認識する世界となっているのです。例えば、妊娠した女性が街中の女性も皆妊娠しているように感じたり、有名ブランドのバッグを購入した人が周りの人々も同じブランドのバッグを持っていると感じたり、一人の怒りを抱えた人が何事にも怒りを覚えてしまうように。

それゆえ、ひとりの人の内面において、白昼夢の中であれ、深い

睡眠中であれ、または眠りかけの状態であれ、それぞれのシーンを構築するのに適しているといえます。これらのシーンが連なることで、あなたの内面の世界が形成されるのです。これには物理的な要素だけでなく、心理的、感情的な要素も含まれます。単に物事自体の見方だけではなく、それに対する価値判断も含まれます。これにより、私たちは世界を全く異なる角度から解釈できるだけでなく、全く異なる生命体験をすることができるのです。

　一度、私が主催した太安塾で、精神分析や心理療法に似たゲームを行ったことがあります。ある学生に彼の人生の物語を話してもらったところ、彼は話し始めてすぐに咽んで泣き始めました。彼の子供時代は、仕事のために父親が長期間家を空けがちで、ほとんどの時間を母親と過ごしていたので、よく他人からいじめられていたそうです。彼は、自分の今の人生が思うようにならないのは、すべて子供時代の父親の不在と関係していると感じていました。その話を終えた時、彼は悲しみのあまり大声で泣いてしまいました。

　その後、別の学生からも話を聞きました。彼は、自分の子供時代は先ほどの学生よりもっとひどかった、と言いました。父親が長年、家にいなかっただけでなく、目が見えない祖母も長く病床にありました。しかし、彼はその状況を悲観するどころか、内心ではこの家庭の状況をとても喜んで受け入れていたのです。父親が家にいなかったことで、束縛されずに、大部分の時間を自分が本当に好きなことを学ぶのに費やすことができたと考えていたからです。その結果、彼は清華大学に進学し、立派な学生になれたと言いました。

　彼を更に喜ばせたのは、目の見えない祖母が毎月の給料を受け取る時に、目が見えないものですから、孫の彼に給料袋を開封させ、彼女の給料がいくらだったのかを確かめさせ、祖母は金額を聞いた後、封筒から無作為に紙幣を一枚取り出して彼にお礼として渡しました。時には、それは額面が一番大きい紙幣だったこともありました。

　そして、彼はさらに話を続けました。「心の中で私は思うのです、

イントロダクション：入眠と覚醒

家に帰ってこない父の存在が、いったいどれほど私にとって楽しい
ものだったか」と。そして、目の見えない祖母がどれだけ愛しい存
在だったかと。彼はこのように自問自答してから、以下の結論に至
りました。

「世界がどのような状態かは、それほど重要ではないんです。父が
家に帰ってくるかどうかも、決して重要なことではないんです。大
切なのは、私がこの環境の中でどのような視点を持って、どんな『色
眼鏡』をかけるかで、それが私の人生における物の見方を決定づけ
るのだということなんです」と彼は総括しました。

　この学生は本当に自分の環境を楽しんでいたのですが、やがて他
人を苦境から救い出す人物に成長しました。この後、私は彼の考え
方を多くの人に伝えました。幼い頃の影が全て間違った世界観に基
づく「でたらめ」であったとする考え方です。だからこそ、あなた
が視点を変え、新しい「色眼鏡」をかければ、人生の全ての悲劇が
軽快なコメディに変わる可能性があると言えるのです。

＜睡眠周期との対話を学ぶ＞

　私が長年苦しんできた不眠症は、寝てもすぐに目が覚めてしまう
というものでした。特に午前４時や５時に目が覚めることが多く、
さまざまな中医学に関する書籍を調べた結果、人の体は午前３時
から５時にかけて肺の経絡が活動するということがわかりました。
それで、私はずっと肺に何か病気があるのではないかと心配しまし
た。

　後に、同じ睡眠の問題を抱えた友人が、私に次のように言いまし
た。「この問題に対処するため、私は催眠術をかけてもらいました。
催眠師の手を借りて、自分の前世（それはおそらく彼の想像でしょ
う。私はいわゆる「前世・今世」の話に科学的な信憑性はないと思っ
ていますが、彼の話が聞きたかったので、ただ黙っていました）を
知ることができたのです。私の前世は和尚であり、毎朝４時に起
きて朝の行事を行う必要があったことが分かりました。今、毎朝早

く目覚めるのは、単にその習慣が今に引き継がれているからです」
と彼は言いました。

　これにより、彼は自分の生活に自信を持つようになったそうです。

　私は「前世」の実在には疑問を抱いていますが、友人はそれを信じ、
それを楽しんでいるようです。しかし、私自身は催眠をかけられた
経験がなく、「前世」が道士であったと言われたこともありません。
では、私はどのようにして自分の早起き現象を説明すればいいので
しょうか？

　のちに、私は睡眠リズムについて解説した本を見つけました。こ
の本には、時に早く目覚めるのは、睡眠中、特に深い眠りの最中に、
朝目覚まし時計に起こされるのが辛いために、それを避けようとす
るからだと書かれていました。目覚まし時計に起こされる辛さは多
くの人が経験していることでしょう。それで、脳は前の睡眠リズム
サイクルが終わり、次のサイクルが始まる前に、列車が駅に入るよ
うに、次の深い睡眠に入る前に、目覚まし時計による不快感を避け
ようとして、旧サイクルの起床時間よりも早く目を覚ますメカニズ
ムがあるというのです。

　私が『フェニクスモーニングシャトル』の司会を務めていた頃は、
毎朝5時前には起きなければならくて、いつも目覚まし時計によっ
て起こされるのが辛く、心身に大きなプレッシャーを感じていまし
た。気分もとても悪かったです。そんなある日、目覚めの時間が自
然と4時頃になったのは、5時の目覚まし時計に起こされることを
避けるため、脳が自らを守ってくれたのだと気づきました。

　そこで、私は自分に対して心理学の暗示を試してみることにしま
した。目を閉じて、ホログラフィックの映画スクリーンを想像する
と、そこには眠れなくなってしまった自分を象徴する人物が映し出
されました。私は「ストップ」と言って、その場面を止めました。
その人物は過去の私だったのです。

　私はスクリーンのその若者に向かってこう言いました。「おい、
若者よ。今はとても苦しい時を過ごしているだろうが、数年もすれ

イントロダクション：入眠と覚醒

ば毎朝５時に起きる必要はなくなるよ。だから、君の脳はもうそ
れを気にしないでリラックスしていい。そのアラームを解除しよう。
もう早く起きる必要はないのだから」と。この心理的暗示を何度か
練習した後、私は本当に早く目覚めることがなくなりました。それ
に加えて、奇妙な現象が続きました。フェニクススターテレビで働
いていた頃のシーンを毎晩、夢に見たのです。当時の仕事内容の細
部に至るまで、すっかり忘れていたはずのスタジオへの道すがらの
絨毯の色さえ、夢の中で鮮やかに思い出していました。忘れていた
と思っていた記憶が、夢の中でははっきりとよみがえっていたので
す。

　私たちの夢は常に存在しており、過去に覚えたこともすべて蓄積
されています。これは、私にとって深い思索を促しました。睡眠は
私たちの生命においてどんな役割を果たしているのでしょうか？
私たちはどのように寝て、どのようにより良く眠ればよいのでしょ
うか？

＜睡眠は、私たちの記憶を呼び覚ます手段となり得る＞

　ある日の昼下がり、私は呉伯凡[7]さんと酒を酌み交わし、とても
楽しい時を過ごしました。珍しく土曜日の午後四時過ぎにカーテン
を閉じて深い眠りにつき、本当に心地よく眠れました。その眠りの
中で、私はテレビを見ている夢を見ました。夢の中のテレビ番組で
は、ニューヨークの街角で少年がスラングを使って話していました。
注目すべき点は、テレビ画面の下に字幕が表示されており、少年が
話すスラングを英語の字幕で見ることができたのです。夢の中の私
は「ああ、彼は英語が上手だな」と思っていました。それほどまで
に、彼の話は明瞭に聞き取れていたのです。しかし、不思議なこと
に、意識がある状態であれば、そのスラングの多くは私にとって未
知のものです。

7　元中国中央人民放送局のキャスター。雑誌《21 世紀商業評論》（《21st Century Business》）
編集長。

この夢は鮮明に覚えています。正直なところ、私はそんなに英語が得意だとは思っていませんでした。しかし、夢の中では各単語が明確に理解でき、発音も完璧に知っていたのです。さらに、字幕で単語が一つずつ綴られていく様子も記憶していました。夢がイメージとそれと裏付ける事実をも作り出していたのです。

　しかし、この体験には長い間頭を悩まされました。自分の魂が体を離れたのではないかと思ったり、宇宙には平行する空間が存在するのではないか、はたまた複数の「私」がいるのではないかとさえ疑ったりしていました。

　これを確かめるために、私は敢えて飲酒のシーンを再現してみようと思い立ちました。呉さんを昼に誘い出し、特別に馮唐[8]さんも招待しました。彼は豊かな知識を持ち、医学の勉強もしていました。

　お酒を飲みながら、馮唐さんに、私の体験についてどう思うかと尋ねました。馮唐さんは、以前その単語を学んだことがあるか、もしくはアメリカのドラマを観ていた時に自然と覚えたのを忘れているだけで、実際には知っているはずのものだと言いました。

　馮唐さんの指摘が正しければ、実際に私たちが覚えていること、あるいは記憶から取り出せる思い出は、私たちが自覚しているよりもずっと豊富ということになります。

＜人間の記憶は睡眠を介して次世代にも継承されるのか？＞

　この推測をさらに進めると、もっと興味深い仮説にたどり着きます。それについてお話ししましょう。　私は以前、華大基因の CEO であり、SF 作家でもある尹燁氏にインタビューする機会がありました。尹氏によれば、DNA 研究において、人間の記憶が DNA を介して遺伝する可能性が示されているそうです。

　尹燁氏の話によれば、9.11 のテロを目撃した人々の子どもたちの意識の中には説明できない恐怖感が存在しているそうです。また、実験で電撃にさらされたマウスの子や孫が、電撃を受けた経験がな

8　作家。医学博士。

くても電撃装置に近づくだけで恐怖を感じるそうです。これらのことから、記憶がDNAに刻まれ遺伝する可能性があると説明できるというのです。

これが、私が話したかったより深いトピック「記憶は遺伝するか」です。例えば、先祖が『金剛経[9]』を写経したかどうか、どうして私たちは知ることができるでしょうか。他の経文は写経されなかったかもしれませんが、『金剛経』や『道徳経』（老子）、あるいは『心経[10]』は、写経された可能性が高いと思われます。実際に私自身、元々は筆で文字を書くことが全くできなかったにも関わらず、特別な練習をしたわけでもないのに、ある日突然、筆で文字が書けるようになりました。多くの有名な書家もまた、習字で字を書く技術を学んだというよりも、突然にその技能を得たようです。

また、個人的にとても興味深い経験があります。私はずいぶん前から高山大学の創始者である文厨氏のことを知っていましたが、私たちは広州で知り合う機会がありました。1999年にゴルフに誘われたことがきっかけでした。私は比較的早くゴルフを始めたのですが、なかなか上手く打てず、アイアンではティーショットが打てましたが、ウッドを上手く使うことはできませんでした。しかし2015年のある日、突然にウッドでボールを打つ夢を見たのです。それは、ゆっくりとクラブを振り上げ、美しい弧を描き、非常に遠くまで直線的なショットを放つ夢でした。

翌朝目覚めた後、私は急いで友人を誘ってゴルフに出かけました。実は、それまでしばらくゴルフをしていなかったのですが、夢で見たウッドの打ち方をまるで再現するかのように、見事にボールを打つことができたのです。それ以来、私のウッドのショットは劇的に改善しました。もしかすると、かつて体の奥底に埋もれていた一番ウッドを使った記憶が偶然に蘇ったのかもしれません。その感覚が体に呼び覚まされて、ウッドを打つ能力を取り戻したのかもしれま

9　「金剛般若波羅蜜経」の略で、仏教の般若経典の一つ。
10　「般若心経」の略で、仏教の重要な経典の一つ。

せん。

＜寝ることは眠るだけではなく、目覚めることがもっと重要である＞

　この一連の出来事がきっかけで、私は５年前に民間の睡眠研究機構を立ち上げ、睡眠に関する専門的な研究を始めました。その後、ムース（DeRUCCI）[11] 社でブランドコンサルタントとして勤めながら、「目、耳、鼻、舌、身、意」という六根に基づいた睡眠システムの概念を提案しました。さらに「ヒマラヤ[12]」社と提携して睡眠に関するトーク番組を企画したり、『梁注荘子』、『睡眠平安』などの番組を手がけたり、正安睡眠専門店を経営するなど、さまざまな活動を展開してきました。これらの経験を通じて、私は睡眠という行為において、眠ることだけでなく、いかに目覚めるかがより大切だということに気づいたのです。

　寝るという行為には二つの機能があります。一つは忘れること、もう一つは目覚めさせることです。私は以前、「生命覚者」という番組で陳履安[13] 氏にインタビューした経験があります。彼は陳誠[14] 氏のご子息で、中国台湾で教育と科学技術管理に携わった後、定年退職してからは主に台湾で「覚性教育」を広めています。インタビューの中で、「睡覚（寝る）とは何か？」と尋ねたところ、彼は次のように答えました。「私たちは"睡覚"という言葉の"覚"を間違えて理解している。"睡覚"の"覚"は、通常の"寝る"意味の"覚"ではなく、"悟る"意味の"覚"と考えるべきだ」と。つまり、"睡覚"（寝る）とは眠ることでありながら、同時に悟ることでもあるのです。

　彼によると、「人は修行で静かな状態で座禅を10分行えたとし

11　広東省にある有名なベッド・マット・家具のメーカー。上場企業。
12　中国一と称されるオンライン放送アプリ。
13　元台湾科学技術大学校長。台湾教育部職業教育司司長、教育部次長、経済部長、国防部長、監察院などを歴任。
14　元台湾副総統、行政院長。一級上将。

ても、動いている状態では1分しか持たない。動いている中で10分できるようになったとしても、夢の中では1分しか持たない。夢の中で10分持つことができるようになれば、死ぬ直前に1分間座禅をするだけで悟りの境地に入れるようになるのだ」と言いました。多くの人は死ぬ前に恐怖を感じますが、その理由はその人が恐怖に慣れているからです。それは他人が恐怖を感じているのを目にしたからであり、実際にはそのような体験がないのに恐れるのです。

　もし眠りの中でさまざまな悪魔に遭遇し、様々な悪夢を見た場合、その時に「これはただの夢だ」と自分に教えればよいです。そうして悪い夢を良い夢に変える能力を身につければ、つまり夢のストーリーを自分の想像力でポジティブなものに変えられるなら、なぜ同じことを現実世界というより大きな夢に適用して作り変えることができないと言えるでしょうか。

　この能力は正念瞑想[15]などの練習を通じて培うことができるもので、まるで筋トレで上腕二頭筋を鍛えるように、意識もトレーニングすることが可能なのです。

　王陽明の知行合一の教えは、知識と行動が一致することの重要性を説くものです。真の知行合一とは、知識が深まれば自然と行動に移ること、そして行動が積み重なればそれが知識となるということです。これを単に理解するだけではなく、前述したイメージで受け入れて完全に理解し、頭の中で完全な構想を描いた後に実行に移すとき、事は自然と成就するのです。実際に行ったかどうかは二次的な問題で、実際に「行った」とは、内面的な経験を超えた、より自然な行為を指します。

　これは、多くの人が何かを初めて行ったにもかかわらず直ちに成功できた例を説明することができます。なぜ成功するのか、それはその人が内面ですでに完全な構想を描いているからです。たとえば、百度を創業した李彦宏氏も、最初に手掛けた会社で同様にして大成功を収めています。

15　現在の瞬間に意識を集中させ、心を穏やかに保つ瞑想法。

私が当時『中国を信じる』という本を書いた際、李彦宏氏にインタビューを重ねる中で、起業前にどんなことをしたか尋ねました。彼は『シリコンバレー商戦』という本を書いたと答えました。彼は当時、「ウォールストリートジャーナル」の情報管理員として、記事をコンピューターに入力し、電子データ化して保存や検索を行っていました。そのため、彼は長年にわたって多くの企業の成長の記録にアクセスできました。例えば、アップルやIBMがどのように発展してきたか、その過程を詳しく知ることができました。その結果、彼は百度を創業する前に、すでにIT企業がどのようにすれば成功できるかをはっきりと知っていたのです。将来どんなことを経験するか、成功までのプロセスを学習中に何度も自分の中に落とし込み、シミュレーションをし終えていたのです。そして、彼が創業した百度はのちにさまざまな批判を受けたものの、しかし、依然として大きな成功を収めた企業であることは否定できません。

　その意味で言うと、今ご覧いただいているこの本は単なる睡眠法を教えるためのものではありません。もちろん、それも大切です。なぜなら、よく眠ることで体を健康に保ち、次の日をよりよく迎え、人生をよりよく楽しむことができるからです。そのための科学的な方法やグッズを皆さんにお伝えするつもりです。

　ですが、もっと大切なのは、寝ること自体の価値を知っていただくことです。それは私たちの命にとって最も大切な技能や習慣になり得ます。仏教では、睡眠は「悟り」に至るための効率的な方法だといいます。

　したがって、本気で「寝る」というテーマに取り組むことは、人生で最も大切なことの一つかもしれません。少なくともすべての重要な出来事に取り組む前にクリアしておくべきことなのです。

＜TIPS：シューマン周波数は、天地と生命エネルギーを繋ぐものである＞

「マックス・プランク研究所」の行動生理学教授であるウィーバー

氏（R.Wever）は、地下に磁場を完全に遮断した壕を作り、応募してきた学生ボランティアをこの密閉された壕内で4週間にわたって生活させるという実験を行いました。

この4週間の実験では、彼らの昼夜の生理的リズムは乱れ、感情的な悩みや片頭痛に襲われたという観察結果が得られました。彼らは若く健康で、深刻な持病もなく、高齢者や免疫系に障害のある人でもないことを考えると、このような症状が出るはずがありませんでした。

ウィーバー氏は次に、シューマン共振周波数を壕内に流したところ、非常に驚くべき結果が現れました。学生ボランティアたちは7.8ヘルツ（彼がブロックしていた周波数）に短時間さらされると、すぐに落ち着きを取り戻し始めたのです。

これは『The Rescue』という本に記録されています。

前述の通り、シューマン波の波長は地球の円周に相当し、周波数に換算すると約8ヘルツ（7.8ヘルツから8ヘルツ）になります。これはちょうど脳のα波に近い周波数です。

α波は安静時の脳波であり、人が目を閉じて安静状態にさえあれば現れる脳波ですが、人がα状態（目を閉じてリラックスして集中している状態）になると、脳波がこのシューマン波と共振します。シューマン波は地上のあらゆる物質を透過する低周波です。私たちひとりひとりは電気回路に相当し、シューマン波の刺激を頻繁に受けると共振を起こす可能性があり、それは頻繁に充電していることと同じです。

しかし、人の脳が「正常」な状態で発生させる脳波は14から40ヘルツです。この範囲の周波数の数値はほとんど脳の左半球（理性的思考）によって生じるもので、通常、多くの人の左脳は右脳より発達しており、日常の活動を司っています。これがストレスや焦りが人類に常態化している原因です。

私たちの脳の左右の半球が8ヘルツで互いに同期できた場合、左右の半球はより調和的に機能し、最大の情報流を生み出すことに

なるでしょう。言い換えれば、8ヘルツという周波数は、私たちの脳が潜在能力を十分に発揮し、制御力を活性化する鍵なのです。

このように、シューマン周波数は、能力開発に非常に有力な周波数といえます。それはα波の低い領域とθ波の上限の領域に一致し、頭の血流量レベルを増加させるほか、催眠、暗示、瞑想、および人間の成長ホルモンレベルを高めるのに大きく関係しています。

また、シューマン周波数は、中国の道家や修行者が繰り返し強調する「気」の概念を説明するためにも用いることができす。なぜなら、その「気」に関する体験談や陳述はシューマン周波数と一致しているからです。

第1章　息の不調：呼吸は睡眠にとってどれほど重要なのか

1章
息の不調：呼吸は睡眠にとってどれほど重要なのか

＜ 睡眠の研究は呼吸から始めなければならない ＞

　ある年、私は江蘇省無錫市で開催された国際睡眠大会に参加しました。

　どの国にも睡眠協会がありますが、これは世界睡眠協会の大会なので学術レベルの高いイベントです。私は大会の司会者として、参加者の反応を観察する機会を得ました。

　そこで、非常に面白いことに気づきました。参加した医師の半数以上がそれぞれ大きな病院の耳鼻咽喉科の医師だったのです。

　私はなぜそうなのかと興味深く思いました。

　そこで気づきました。無呼吸症候群を患っている人が多いのです。西洋医学のクリニックでは睡眠のモニタリングを行い、夜間の脳波、睡眠リズム、呼吸リズム、血中酸素濃度の関係を詳細に観察します。これらのデータを取得した後、いつ呼吸停止が発生し、血中酸素濃度がどの程度になり、脳波が深い睡眠から突然浅い睡眠に変わるかを非常に正確に確認することができます。

　ほとんどの人は、これらのデータを見ると、自分が午前1時や2時は特に眠れなくて、いつも寝返りをうったりしていることをはっきりと理解できます。

　そこで、私たちは睡眠を研究する際、呼吸の観察から着手することにしました。

第1節　「息の不調」の3つの誘因

　西洋医学が研究しているだけでなく、たくさんの修行の方法や流派 —— 道家、儒家、仏教家などが —— 皆、呼吸について研究し

31

ています。多くの人々は、眠っている間の呼吸をコントロールする
のが難しいため、禅定や座禅を通じて座った状態で呼吸をコント
ロールするという代替療法を見出しました。「睡」という字は、本
来横になって寝ることを意味しているわけではありません。横に
なって寝ることは中国語で「寐」と言います。「睡」はむしろ「垂目」
のことを指し、座っていてまぶたが下がった状態を意味します。

　私は、さまざまな修行方法がどのようにして人々が心身をリラッ
クスさせた状態で呼吸を整え、それを深く、長く、均一で、ゆった
りとさせるかを研究しているということに気づきました。

　以前は、睡眠をモニタリングするには病院へ行き、体に多くのセ
ンサーを貼る必要がありました。私自身もこれを経験したことがあ
ります。病院で一晩過ごし、さらには自宅にその機器を持ち帰っ
て、心臓ペースメーカーのようなものを横に置き、体中に多数のセ
ンサーを貼り付けて検査を行いました。まるで ICU にいるかのよ
うな感じでした。

　近年では、着用可能なものや非接触式の小型デバイスが多く登場
し、使用も便利になってきました。枕の下に置いたり、リングを着
用したりするだけで睡眠状態をモニタリングできます。一部のシン
プルなデバイスは、すでに医療レベルの精度に達しているものもあ
り、人の睡眠時の呼吸問題や血中酸素濃度の連続的な変化、睡眠リ
ズムとのさまざまな関連性を観察できるようになっています。そこ
で私たちはこれらの相関性を分析してみたところ、非常に興味深い
発見がありました。

■「息の不調」の誘因一：鼻炎

　多くの人の睡眠問題は、鼻炎に起因しています。

　以前、ある投資家がいました。彼は早い段階で財を成し、すでに
成功したとされる裕福な生活を送っていました。普通に考えれば、
彼には何の生活のストレスもないはずです。定期預金の利息だけで
十分な生活ができます。さらに、彼にはたくさんの趣味があり、ゴ

第1章　息の不調：呼吸は睡眠にとってどれほど重要なのか

ルフや旅行をするのが好きで、とても健康で、性生活も満足のいく
もので、子どももすでに成長していたので、何も煩わしいことはな
く、普通に考えれば不眠になるわけがありませんでした。そして後
に、私は彼の不眠の主な原因が鼻炎であることに気づきました。

　彼は夜、座っている間は何とか呼吸をコントロールできていまし
たが、一旦横になってリラックスすると、鼻炎が悪化しました。そ
れで、しばしば息苦しさで目が覚めていたのです。

　もしあなたが眠りについて目覚めたくない時は、夢の中で代わり
に目覚める方法があります。夢の中で走ったり、喧嘩をしたり、怒っ
たりして、血流を加速させるのです。これにより、呼吸困難による
体の酸素不足や特に脳の酸素不足を補うことができるでしょう。

　通常、このような人が人工呼吸器を使うと、睡眠が改善されます。
しかし、問題は、一旦人工呼吸器を使い始めると、それを止めるこ
とができなくなり、どこへ行くにも呼吸器一式を持ち歩かなければ
ならないことです。

〈補足資料：鼻炎とは〉

　鼻炎は、鼻の粘膜と粘膜下組織が充血、腫脹、滲出、増殖、萎縮、
あるいは壊死することで起こります。臨床的には、鼻づまり、鼻水、
鼻のかゆみ、発作性のくしゃみ、鼻腔の乾燥、鼻水に血が混じるな
どの症状がよく見られますが、嗅覚の低下、鼻声、咽頭の不快感、
咳といった現象も引き起こされます。夜間に発作が起きた場合、睡
眠状態に影響を及ぼすことがあります。

　鼻炎による呼吸の問題は、口を開けて呼吸することにより虫歯が
生じやすくなる、口腔の形が変わる、鼻腔を通らないためにろ過さ
れなかった汚染物質が胃や気道に入ってしまうなど、他の連鎖症状
をもたらすことです。呼吸がうまく機能しなければ健康上の問題が
多数発生する一方で、その状態が長引けば、長期的な赤血球の増加
など、血液に関連する問題も発生します。したがって、鼻炎のよう
な症状があれば、早期の診断と治療が必要です。診断と治療の論理

については、次の章で詳しく述べます。

■「息の不調」の誘因二：鼻水

　鼻炎以外にも、子どもの頃に解決しなかった問題が、多くの人に「息の不調」をもたらす原因となっていることに気づきました。これは鼻炎以外の第二の可能性です。その問題とは、なんと子どもの頃に鼻水をきれいに処理しなかったことです。

　深圳市の中医院で鼻炎治療を専門とする高雪主任は、私に興味深い臨床観察の話をしてくれました。それは、多くの人が、子どもの頃に鼻水をきれいにしていないという話です。男の子はそのまま鼻水を垂らしていますが、女の子は目立たないこと（よく見ると、鼻水を垂らす女の子は少なく、男の子は多いことに気づくでしょう）、ほとんどの人が子どもの頃に風邪を引いた経験がありますが、親も正確な対処法を知らないため、風邪薬を飲ませ、症状を抑えてもう解決したと思ってしまうこと、そしてその後に問題が生じること。すなわち、多くの人の鼻水は乾燥してゲル状、さらには固体になり、気道の内壁に付着してしまい、鼻腔を狭める原因となります。

　さらに、横になると、鼻水が後ろに流れ、耳の中に入る人もいます。鼻と耳は繋がっているので、鼻水が耳の中に流れ込むと、中耳炎に発展してしまいます。

　友人の奥さんも中耳炎になり、病院で診察を受けました。医師からは鼓膜に穴を開けて中の膿を流し出せば治ると言われましたが、彼女は耳の中が圧迫されて強い痛みを感じました。そのため、愛妻家の友人は他の治療法を探し求めたところ、なんと成都の街で民間療法を行う老医師に出会ったのです。その医師からもらった薬は、鼻に垂らすと鼻水が流れ出し、鼻腔から耳道に入った痰や膿も溶けて一緒に排出されるというものでした。

　友人は奥さんが使用する前に、まず自分でその薬の効果を試しました。案の定効果が見られたので、奥さんの鼻に薬を垂らしたところ、耳の中の膿は見事なくなりました。彼女の問題は、横になると

第1章　息の不調：呼吸は睡眠にとってどれほど重要なのか

重力の影響で鼻水が前や下ではなく後ろに流れ、耳に入ってしまうということでした。ですので、多くの人の「息の不調」の二つ目の原因は、子どもの頃に鼻をきれいにかまなかったことでできた固体だと言えます。

　これは非常に興味深いです。高雪先生は、人が風邪を引いたり寒気を感じたり、または他の一些外部要因によってそれが誘発された時、体内には実際に細菌が満ち溢れており、これらの細菌は何かを食べる必要があるので、体からいくつかのシグナルを送り出す必要があるのだと言いました。その結果、鼻水が流れたり、鼻が詰まったりするなど、反復して発症するわけです。

　この件については、私は深く研究していませんし、臨床経験もありません。しかし、その理論は納得がいきます。高雪主任は、多くの子どもが胃腸風邪にかかるのは、実際には鼻水をきちんとかまなかったことが原因だと言いました。

　それで、彼女は一時期、深圳の中医院で非常に人気のある興味深い治療法を推奨していました。それは鼻を洗うというものです。一種の点滴液を使い、点滴ボトルのような容器に入れ、鼻の穴から吸い込んで洗い、もう一方の鼻の穴から流れ出るようにします。最初に流れるのは水で、突然、大きな塊のゲル状のものが流れ出ることがあります。それは非常に粘り気があり、周星馳[16]が《喜劇之王》（脚本：チャウ・シンチー、エリカ・リー、ツァン・カンチョン、フォン・ミンハン、監督：チャウ・シンチー、リー・リクチー）で莫文蔚[17]を抱いている時に、鼻水が1メートル以上も流れて揺れた、あのようなクリスタル状のものです。

　多くの人の場合、しばらく洗った後に初めてそれを洗い出すことができます。私は元々信じていませんでしたが、私自身一度試してみたところ、左の鼻の穴に点滴液を注入すると右の鼻の穴から水が流れ始めました。流れ続けるうちに、点滴液が内部のものを消毒し、

16　香港のコメディ映画俳優。
17　香港の有名な女優、歌手。

35

溶解させ、それらを全て洗い流したのです。

　その時、私は突然、呼吸をすることでお腹まで空気を吸い込めるように感じました。多くの人が、自分が深く息を吸えることを忘れています。長い間の習慣で、喉の辺りまで吸い込めば十分だと思ってしまっているのです。しかし、これは実際には気道が狭くなったり、詰まったりする大きな原因であり、別の形の鼻炎であるとも言えるでしょう。

■「息の不調」の誘因 三：口を開けて呼吸する

　アデノイドの肥大は子どもたちに多く見られますが、これは咀嚼と関係がある可能性があります。私たちの臨床では、現代の多くの子どもたちは、私たちが子どもの頃に食べていたサトウキビのような硬い食べ物をほとんど食べないことがわかりました。今では多くの親が食べ物をとても細かく切って子どもたちに食べさせ、小さい頃から「柔らかい食事」を与えてしまっています。子どもたちの咀嚼筋が発達しないと問題が一つ生じます。——それは、口蓋から咽頭にかけての筋肉に力が入らず、陥没しやすくなるという問題です。これが現在、私たちが子どもたちのいびきをよく耳にする理由です。

　私たちは子どもの頃に、子どものいびきを聞いたことがあったでしょうか。今は多くの子どもがいびきをかきます。それに、いびきをかくと悪夢を見ます。これは多くの大人と同じです。後の章で、なぜいびきをかくことが悪夢を見ることにつながるのかを詳しく説明します。

　さらに、こんな状況もあります。多くの子どもは呼吸がスムーズでないため、または鼻腔内の鼻水がきれいに洗い流されていないためなどのいくつかの原因が混ざり合い、睡眠中に口を開けて呼吸することになります。口を開けて呼吸すると、吸い込まれる空気がより汚れるという問題が生じます。口腔は鼻腔のようなフィルタリングシステムを持っていないため、より多くの痰が生じます。

　そのため、多くの子どもが、まるで老人のように、朝起きた時に

第 1 章　息の不調：呼吸は睡眠にとってどれほど重要なのか

ひどく痰がからむのです。私たちの睡眠診療所でも、そういった子どもたちをよく診察します。また、口を開けて呼吸すると、もう一つの問題が起こります。歯が外側に伸びるのです。口を開けると歯が外向きになり、口蓋の形が徐々に変わっていきます。

　日本人は、これに対処するために小さなアイテムを発明しました。それは小さなテープで、睡眠時に口に貼り付けて、子どもが鼻で呼吸するように強制するものです。

　広州のある医師は、子どもたちにこの問題がよく見られることに気づきました。彼の治療法は非常にシンプルで、子どもたちに咽頭や首のマッサージを繰り返し行い、血液の循環を補強するものでした。

　これは一見消極的な対処のようですが、私たちが上腕二頭筋を鍛えるのと同じです。頭を回す、首を回す、呼吸する、歯をくいしばるなど、とにかく口蓋と咽頭の筋肉をより強化するトレーニングを行うのです。そうすると、口蓋が陥没せずに、スムーズに呼吸ができるようになります。

　また、以前、肺が冷えて肺炎を引き起こした人や、血液の粘度が高く、心肺が下水道のように詰まって呼吸がスムーズでなくなった人もいました。

　私たちは呼吸のメカニズムを知っています。呼吸運動には主に肋間筋と横隔膜という胸腔を拡大したり縮小したりする筋肉が関与しています。肋間筋と横隔膜が収縮すると、胸腔の体積が増大し、それに伴って肺が膨らみ、気道を通じて空気が肺に入り、吸気が完了します。逆に、これら二種類の筋肉が拡張すると、胸腔の体積が縮小し、それに伴って肺が収縮し、肺の中の空気が気道を通じて体外に排出され、呼気が完了するとされています。

　呼吸運動によって、私たちの肺は外界環境との気体交換を実現し、肺胞内の空気を絶えず更新しています。特に活動的な呼吸、例えば運動後の激しい呼吸などでは、他の筋肉を補助として使用する必要があります。

　それゆえ、多くの人は年を取るにつれ、筋肉が弛緩し、吸気能力

37

も弱くなります。以前は、少しの詰まりがあっても、強い吸引力で空気を肺に吸い込むことができました。筋肉が弛緩し、詰まりがより深刻になると、呼吸がますます困難になり、「息の不調＝息苦しさ」に陥るのです。

第2節　「息の不調」をどう調整するか？

■人工呼吸器：不完全な解決策

　私は中国、日本、アメリカの多くの睡眠専門機関を見てきましたが、彼らが無呼吸症候群に対して取り組む治療方法は主に人工呼吸器の使用のみだということに気づきました。

　一度、母校の中欧国際工商学院に戻り、この話を共有しました。ある同窓生がハーバード大学の教授で世界トップの睡眠専門家を招いた際、私は無呼吸症候群の治療法について尋ねたところ、彼の答えは人工呼吸器でした。

　私は彼に、あなたたちはこれだけ専門的な施設を持つにも関わらず、人工呼吸器以外の方法がないのか、呼吸器は問題になる可能性があるか、依存症になるのか、多くの人が呼吸がうまくいかないために呼吸器を装着していて、出張時もそれを着用しているが、普段から着用していてある日呼吸器が停電したらどうするのか、乾燥したらどうするのかと尋ねました。

　私はいくつかの異なる呼吸器を試着してみましたが、どれも不快に感じました。呼吸器は絶えず空気を吹き込み、水分を補給してもやはりとても乾燥します。私たちの呼吸にはリズムがありますが、それにはありません。そのため、呼吸器を初めて着用したとき、非常に不快に感じたわけです。

　そこで私は、なぜ呼吸のリズムを持つ人工呼吸器の開発は難しいのかと思いました。そのハーバード大学の教授は、呼吸のリズムは人によって異なり、同一人物でも時間によって変わるため、それを実現するのは難しいと言いました。呼吸器は、呼吸の頻度を測定し、

吸気時に合わせて呼気しやすいように調整しますが、これは人と機器の細やかな連携が必要で、高価な機器ほどうまくできますが、コストがより高くなります。

人工呼吸器で使用される水の清潔さについては、一部の人々はそれほど気にしていませんが、水の中の不純物が気道や肺に入ると新たな問題を引き起こす可能性があります。そのため、無呼吸が深刻でなく面倒くさがり屋の私は、人工呼吸器を使用することを諦めました。

■日本人の解決策：日替わり使い捨て呼吸チューブ

私たちは日本に行って現地の方法を調査したところ、日本人の頭の良さに感心しました。ある日本の企業が日替わりで使い捨てる呼吸チューブを発明していたのです。この製品は非常に優れており、鼻腔の詰まりの問題を完璧に解決していました。包装を開けると、中には柔らかいゴム質のチューブ状のものが入っていました。その外側は潤滑液が塗られており、彼らはそれが体のどの部分にも使用でき、しかも使い捨てだと言いました。

このチューブを包装から取り出した後、鼻腔に沿って挿入し、奥までしっかり挿入することで、密着している肉を押し開くことができます。それ自体が管であるため、詰まることはありません。使用に対する抵抗感がなく受け入れられるなら、使い捨てコンタクトレンズのように日常的に使うことができます。

定価はおよそ人民元で一日39元でした（2024年3月の為替レートで約800円）。彼らは、この価格設定はコストとは関係なく、人々が心理的に受け入れやすい範囲で設定したと説明しました。コンタクトレンズを毎日交換するのと同じように、呼吸ホースも毎日交換することができます。私も以前風邪を引いて鼻が詰まった時にこれを使用しましたが、使用するとすぐに呼吸がスムーズになり、呼吸の問題が解消されました。

■呼吸枕：より良く、よりエコな方法

　もうひとつ利用可能なアイテムとして「呼吸枕」というものがあります。この枕の特徴は、使用者がいびきをかきそうな時を感知して軽く振動することです。まるで、旦那がいびきをかいたときに妻が蹴飛ばして横向きにさせるようなものです。妻に蹴られて横向きになれば、いびきをかかなくなるでしょう？　この枕はいびきをかく前に軽く振動してくれます。

　いびきをかく前に軽く振動するということは、まさに「喜怒哀楽の未発はこれ中といい、中段に終止する発はこれ和という」の言葉通りです。いびきが発生する前に軽く触れられ、使用者は起こされることなく自然と寝返りを打ち、いびきをかかなくて済むようになります。いびきを中断させ、大きないびきを小さないびきに分解するので、睡眠に影響することがないのです。

　アリババ[18]で働く私の生徒は、テクノロジーにおいての実力者です。彼女はこの呼吸枕を２つ購入し、非常に役立つと感じたため、さらに十数個を購入して親戚や友人にプレゼントしました。この方法は以前紹介した呼吸チューブよりも環境に優しく、少なくとも使い捨てる必要がなく、チューブを喉の奥に挿入される不快感もありませんが、睡眠が浅い人にはあまり向かないかもしれません。なぜなら、起こされやすいからです。そのため、まずは睡眠に関する検査を受けて、睡眠が浅い原因を明らかにした上で、この方法で呼吸の問題を改善する必要があるかどうかを判断するのが良いでしょう。

■鍼灸とツボマッサージ：あなたのクマを解決する

　もう一つの方法は、中医学の鍼灸です。黄という名の先生がいて、彼は以前、自分がよく眠れていると思っていました。彼は、いつも枕に頭を置いたとたんすぐに眠りにつけていたからです。しかし、とても大きないびきを伴っていました。

18　中国最大のオンラインショッププラットフォーム。

第1章　息の不調：呼吸は睡眠にとってどれほど重要なのか

　同僚たちは彼と一緒に、出張で同じ部屋に宿泊したのですが、彼のいびきに悩まされました。彼の睡眠の質は良いとは言えず、昼間バスの中で立っている間でも眠れるほどで、目の周りは常に黒くなっていました。

　そこで検査を行った結果、彼が思っていたほど睡眠の質が良くないことが判明しました。ようやく彼自身もそれに気づき、一晩中自分のいびきを録音してみました。

　その後、彼は自分自身に鍼を施しました。自分の手でさまざまなツボを探し、多くの古典を繰り返し調べて、陰陵泉、豊隆、中脘、天枢、迎香、印堂などのツボを見つけました。そして鍼を打ったところ、その結果、彼はほとんどいびきをかかなくなったのです。いびきが治るだけでなく、彼の目の下のクマも徐々に消え、顔色が明るくなりました。

　彼の鍼の技術は非常に素晴らしいものでした。しばしばIT業界の大物である私たちのクライアントが夜中に突然具合が悪くなり、私たちに電話で助けを求めてきたとき、そんな時は、同僚の思思と黄先生を派遣したものです。

　鍼を嫌がる人もいますが、そのような場合、指でツボを押す方法でも多くの病気を治療できます。

第3節　睡眠リズムの天敵：無呼吸

■無呼吸：普遍的かつ深刻な問題

　無呼吸による睡眠問題については、実は検査することができます。多くの人が自分がいびきをかいていることを知らず、その中でも特に多くの女性は自分はいびきをかいていないと思い込んでいます。しかし実際には、呼吸が弱く、いびきの音が小さいだけで、それがスムーズに呼吸することを妨げているのです。いびきの最大の問題は何でしょうか？　それは血中酸素濃度が急速に低下することです。血中酸素濃度が一定レベルまで低下すると、その人の全体の

睡眠リズムが乱れます。

　ある人は一晩に最大で数千回も無呼吸状態に陥ることがあるかもしれません。控えめに言っても、多くの人が一晩に三、四百回の無呼吸を経験しており、つまりそれは、睡眠が三、四百回も中断されるということになります。これは非常に恐ろしいことです。

　そのため、夢の中で様々な苦痛が現れ、結果として睡眠の質が悪くなり、早く目が覚めます。なぜ目が覚めるのでしょうか？　それは、血中酸素濃度が88%以下に低下した時（機器によって数値は異なります）に、すでに脳が酸素不足になっているため、脳があなたに警告を発しているからです。早く目を覚まして、目を覚まして！と。

　目が覚めると、また眠ります。多くの人が長年にわたってこのように悪い睡眠を経験し、結果としてクマができたりしているわけです。また、呼吸が自分のリズムに合っていないことも、不整脈や高血圧、早発性収縮、さらには心房細動や心室細動に至る原因となります……。私たちは臨床でこのような多くのことに気づきました。

　もちろん、中医学だけが良い方法とは限りません。西洋医学も様々な方法で問題を明らかにし、データを提供してくれます。

■中医学にはもっと多くの解決策がある

　しかし、西洋医学が提供できる解決策は非常に限られています。呼吸器とそれが西洋医学に含まれるかどうかわからないあのチューブ以外に、本当に他の方法がないのです。しかし、中医学では、帰脾湯のような健脾法[19]を通じて気（精力）と血液を補い、脾臓を健やかにし、心を養う効果をもたらすことができます。これは弱った心と脾臓、気と血液不足による不眠を治療するだけでなく、筋肉の力（脾臓の主筋）を補強し、脾の変化を調整することにより呼吸全体の力感を強くし、呼吸状態を改善するのに役立ちます。

　また、漢方は胸の痰を除去し、全体の呼吸をスムーズにすることもできます。例えば、小陥胸湯のような処方は、黄連、半夏、カラ

19　脾を強化する方法を指す。食事療法や薬草治療が含まれる。

第1章　息の不調：呼吸は睡眠にとってどれほど重要なのか

スウリなどの薬草を使用し、胸に詰まった痰を薄めて排出し、きれいにします。黄連は優れた解熱剤であり、涼しい風のように粘性の痰を薄める効果があります。半夏は痰を薄めて体の外に排出しようとする働きがあります。カラスウリは、胸腔に詰まった痰や血の塊を取り除き、痰の熱を下げます。清涼、排出、そして清掃の三つの作用により、熱を下げ、痰を希釈し、胸の中をきれいにします。これらの過程を経ることで、胸が自然にすっきりとします。

　多くの友人がよく眠れないときに、私を頼りにしてきます。例えば、ある友人がいて、彼の睡眠の問題は、筋肉と気の不足と関係している可能性がありました。私たちの医師は帰脾湯を飲むことを勧めました。これは処方箋不要の漢方薬で、どの漢方の薬局でも購入できます。のちに彼は私に睡眠が改善されたと言いました。しかし、正直に言って、市販の薬を買うよりも、自分で処方をもとに薬材を集めて煎じた方が良いです。それはなぜでしょうか？　私たち自身で調達した薬材で帰脾湯を作ってみたところ、市販の薬よりもコストがはるかに高かったからです。

　これは何を意味するのでしょうか？　他のコストを考慮しない場合でも、私たちの薬材のコストだけを比べても市販の薬よりも高いということは、薬材の品質に大きな差があると言わざるを得ません。実際、ほとんどの漢方薬は良質な薬材を使用してはくれません。なぜなら、現在、上質な漢方薬は実際には非常に高価であり、良質なサフランや三七などは、価格が数十倍、場合によっては百倍も異なるからです。

　もし自分を少しでも大切にされるのなら、この古くからの方法に従って自分で作るのが最も良いです。もちろん、実証結果に基づいた治療もあります。中医学は漢方治療の他にも、いくつか異なる調整方法があるのです。

■「気の不調」を治療するための最良の方法：この気を吸い込まないようにする

『病気のメタファー』（Susan Sontag 著）という本があります。こ

の本は大変興味深く、多くの病気が人の心理パターンに関連していると述べています。ある特定の性格の人が特定の病気にかかりやすいというのは理解しやすいことです。実際、これは非常に単純なことです。例えば、日光を浴びるのが好きではない人は、うつ病になる可能性が高いでしょう。うつ病の人は、世界に対してよりネガティブな気持ちを抱きやすいといえます。ネガティブな気持ちを抱きやすい人は、うつ病になりやすく、うつ病の人はさらに眠れなくなります。眠れないと、さらにうつ病になりやすく……という悪循環が続きます。

「自分の人生があまりにも苦しいと感じるなら、実は単によく眠れていないだけかもしれません」。これは、私が不眠症で相談に来た人によくかける言葉です。そして、そのような人たちには酸棗仁湯を勧めます。これは不眠症の初期段階の患者に大変効果があります。酸棗仁は酸棗の種であり、この種には植物の生命力が含まれており、珍しい栄養のある鎮静剤として、心を養い、肝を補い、心を安らげます。多種多様な心の不安が原因で起こる不眠症に広く用いられ、不眠症治療の特効薬とされています。酸棗仁湯は全体的な機能を調整することにより睡眠状態を改善するもので、単に長く眠れるようになるということよりも睡眠の質を向上させることに重点を置くものです。

　酸棗仁は甘味と酸味があり、性質が穏やかで、心臓、肝臓、胆嚢に働きかけ、心を養い、肝を補い、精神を安らげるというメインの役割を果たします。これは君薬とされます。また、茯苓は心を安定させ、知母は苦く冷たい性質を持つ薬草ですが、その性質が穏やかであるため、解熱作用があります。特に体のバランスが崩れて起こる不眠症に効果がありますが、サポート役としての役割にすぎません。これは臣薬とされます。川芎は肝臓、胆嚢に働きかけ、肝の血を調整し、肝の気をほぐし、息を整え、メインの薬草と相まって効果を発揮します。甘草は生で使用され、中和作用があるため、さまざまな薬草と調和させることができます。一方で、茯苓と配合すれ

第 1 章　息の不調：呼吸は睡眠にとってどれほど重要なのか

ば、脾臓を健やかにし、体のバランスを調整できますが、他方で酸棗仁と酸化反応を起こして肝臓を養うように働きかけます。これは使薬とされます。これらの薬は一緒に配合すると相互に作用し、血液を増やし、心を安らかにし、解熱し、煩わしさを取り除く効果をもたらし、血液を補い、心を養い、虚熱[20]を清め、虚煩[21]による不眠や心の動悸などの症状を解消します。

　同じように考えると、呼吸の問題も本質的には「息の不調」なのです。息の不調は心理学的な観点から見ると、より深い原因を示します。「気の不調」とは何でしょうか？　それは、「息が呑み込めない」ということです。このように言うと俗語のようでもあり心理学の問題のようでもありますが、身体と心の両面において説明することができます。

　なぜ他人が受け入れられることを、あなたは受け入れられないのでしょうか？　それは「分別心」のせいです。―― 私たちが物事を「良い・悪い」「善・悪」に分けることに慣れていると、自分が悪いと思う事に対して怒りを感じやすくなり、体もそれに応じた反応をするのです。

　実際、多くの事は視点を変えれば、必ずしも悪いことだとは限りません。例えば、マンガー[22]はかつて、老いは必ずしも悪いことではなく、少なくとも性病にかかる確率は大幅に減ると言いました。

　例えば、人は株で30％の損失が出ても平気だと思うかもしれませんが、不動産の投資で30％損したらカッとなって平気でいられません。同じ投資であるにも関わらず、なぜこれほどの差が生じるのでしょうか。

　もう1つの典型的な例を挙げましょう。例えば、目から水滴が流れたとき、私たちはそれを涙だと思って同情します。もし美女の

20　体内の陰液が不足している状態により、内部に熱感が現れる状態を指す。
21　体力が衰えている状態における不安やイライラを指す。
22　CharlieThomasMunger。米国投資家，世界一の投資家バフェットのパートナー。

45

目から流れた涙であれば、自分の肩や胸を貸して慰めようとさえ思います。しかし、涙腺と鼻腔が繋がっているため、美女が涙をこらえた結果、鼻から水滴が垂れてきてしまった場合、あなたは自分の肩を貸そうとするでしょうか？　これは、私たちに「分別心」があることを示しています。

　中医学は体の実情に基づき、息の不調の問題を解決します。逍遥散は「太平恵民和剤局方」に記載されている処方です。この処方名は「荘子[23]」の「逍遥は天地の間にあり、心意は自在なり」という一節から来ています。要約すると、逍遥散とは、肝臓をほぐし保養する処方です。これは現代人にとって非常に役立つものです。「人生で思い通りにならないことはよくある」と言われますが、これは様々な辛い刺激を受けた後の「肝鬱[24]」や「肝気旺[25]」を治療するのに効果的です。

　肝は木の性質を持ちます。肝臓の保養は、まるで木を植えるのと同じです。柴胡や薄荷は肝臓をほぐし、鬱を解消し、まるで木に風通しの良い日当たりと清々しい空気を与えるようなものです。当帰や白芍は血を養い、肝臓に栄養を与え、まるで木に水をやり肥料を与えるようなものです。白朮、茯苓、甘草は脾臓を健やかにし、まるで木に土を盛るようなものです。土壌が良ければ、木はより多くの栄養を吸収でき、気血[26]の生成も順調になります。

　息の不調の原因は、私たちの内なる価値観に分別心があるため、ある事象を良いこと、別の事象を悪いことと見なすからです。実際には、この世の中はそれほど良いことも悪いこともはっきりとしているでしょうか？　それはすべて私たちの世界観の問題です。分別のない心を育む方法は、仏教で、「究竟地[27]」と「非究竟地」において語られています。「究竟地」では、世界は良いことも悪いことも

23　中国古代の哲学者で、道教の思想に大きな影響を与えた人物。
24　肝の気の滞りを指し、ストレスや怒りが原因で起こる。
25　肝の気が過剰になる状態を指し、イライラや頭痛などの症状が現れる。
26　中医学において、人体の基本的な生命活動を支える二つの要素。
27　Paramattha-sacca。仏教の中での最高の真理。

46

なく、生じも滅びもせず、差異はないとされています。

　これは睡眠の究極の心理的問題を解決する唯一の方法であり、それゆえ、これを不二と言ったのです。分別心を取り除くことを不二、または合一とも言います。

第2章
胃の不調：実は細菌が抗議している

第1節 胃とは何か？

■中医学でいう胃は器官ではなくシステムである

　私たちは英語の「stomach」という単語を訳す時、「胃」という言葉を使います。しかし、これは少し無理がある、あるいはある程度の歪曲が行われていることになります。なぜなら、中国人が「胃」という言葉を作り出した時、単に食物を分解する器官を指すのではなく、それは人の消化機能、食物を分解する全体のシステム、その肉塊と関連する筋組織、そしてその能力を指していました。このように胃は概念の集合体であり、システムの名称なわけですが、それが後に、たまたま「stomach」という単語に当てはめられたわけです。

　もう一つの典型的な例が「心」です。特に中医学で語られる「心」は、単に「心臓」を指すのではなく、心の機能全般を表しています。これには、気血の配分リズムの調整などが含まれます。以前はそれを適切な言葉で表現する方法がなく、物質レベルでは説明することができませんでした。そのため、後に「心主神明[28]」や「心向往之」と言っても、実は物質レベルでの「心」について語っているわけではありませんでした。西洋も同様で、「listen to your heart」には実は二つの意味がありますが、西洋でも「heart」という言葉しかないのです。

　中医学において胃は、食物の分解、伝達、吸収、排出のプロセスを指す一方で、対応する、すべての機能、シグナル伝達、環境の変化をも指します。食物が口に入った時点からその旅はすでに始まっ

28　中医学において、心は精神活動や意識、感情などの「神明」、つまり明晰さや精神的な活動を司るとされている。

ているのです。

■消化は食物が口に入る前から始まっている

　なぜ食べ物を絶えず咀嚼しなければならないのでしょうか？ それは唾液酵素が食物の分解を手伝うからだと、私たちは知っています。『舌の先にある中国』や『風味人間[29]』を見た人ならご存じでしょうが、長い歴史の中で人々は、この分解プロセスは始まるのが遅いということに気づきました。その解決策として、人間は「再前処理」を行うようになったのです。

　例えば、豆腐を食べる前に、既に私たちは実質的にその消化プロセスを始めています。豆はバクテリアで発酵させ、そこから豆腐を作ります。牛乳も同様で、前もって分解処理されて作られたものがヨーグルトです。お茶を事前に分解してその結果得られたものをプーアル茶と呼ぶわけです。

　『風味人間』には、魚を血が付いた骨、海水、鱗ごと壺に入れて封じて分解させるというくだりがあります。数年が経過すると、非常に美味しいフィッシュソースが完成します。高級料理では塩だけでなく、トップレベルのレストランの多くがフィッシュソースのような調味料で味付けをします。ベトナムのビーフン料理にもこの調味料はよく使用されます。また、小麦粉をあらかじめ分解したものを「麺醤」と呼び、北京ダックを食べる際の調味料として混ぜるものですが、ダックを食べる時に「麺醤」をセットにすることは、実は一種の前準備なのです。

　肉、卵、牛乳、お茶……実は何でも事前に分解発酵させることが可能で、人々はその事実を発見しました。豆を分解したものは納豆と呼ばれ、日本人は消化に良い納豆を好んでいます。お酢、お酒、そして醤油も同様です。醤油には二種類あり、一つは豆を使って醸

29　『舌の先にある中国』はCCTVが制作・放送したグルメ番組、監督：陳曉卿など。『風味人間』はテンセント動画出品、監督：陳曉卿など。

造したもので、これを醸造醤油と呼びます。もう一つは、塩など様々な成分を混ぜ合わせて作る混合醤油で、これは味の素としても用いられます。

　お酒についても同様のことが言えます。なぜ茅台酒が美味しいのかというと、それは実際に食材を使って発酵し、醸造されているからです。産業革命以降、アルコールを水で薄めて作られるお酒が出現しましたが、このようなお酒は人の体に非常に悪いものです。

　韓国では、レストランで「身土不二」という言葉をよく見かけますが、これは本質的に、自分の消化器系を自然界の消化器系と一体化させるべきだというメッセージを伝えています。これが実現できれば、天地のすべてが私たちにとって有益になるでしょう。

■体と周囲の環境は、巨大な細菌エコロジカル・システムである

　したがって、食べ物を口にした瞬間から、その食べ物は私たちに「消化できるか」という問題を提示しています。食べ物は口の中で咀嚼され、歯によってより小さな粒子に砕かれて分解され、消化器に入りやすく、消化しやすくなります。もっと重要なのは、咀嚼しながら唾液酵素が混ざることです。

　唾液はとても不思議なものであり、まさに細菌の前線基地とも言えます。ツバメが唾液で作る巣をツバメの巣と言いますが、理論的には、私たち一人一人も「人間の巣」を持っているとも言えるでしょう。尹燁氏によれば、二人が一度キスをすると、一度に細菌を交換することになり、その結果、共通の細菌群が形成されるのです。そのため、細菌を交換することは、愛のピーク体験に至るための重要な前提、つまり前戯とも言えます。夫婦が長続きするかどうかは、キスの習慣があるかどうかにかかっています。夜、入れ歯を外してベッドサイドのコップに置く年配の方々を見かけますが、そんな時、彼らがキスをするシーンを想像するという衝動にかられます。

　そんな中、ある時、私は呉さん（呉伯凡先生）とある問題につい

第 2 章　胃の不調：実は細菌が抗議している

て議論しました。なぜろくでなしの男が優秀な女性を手に入れることができるのか、という問題です。おそらく、彼らは以前に細菌を交換していたのでしょう。それにより、理屈ではなく、内にある細菌が彼女に好意を抱かせ、再び彼の細菌と繋がりたいと渇望させたのです。

　韓国には「身土不二」という言葉がありますが、これは元々中国から伝わったものです。「身土不二」とは、私たちの体と私たちがいる環境が、巨大な細菌エコロジカル・システムを形成しているということを意味しています。私たちと食べ物との関係も同様で、全てが実際には巨大なネットワークであることを意味しています。水と土はその土地の人を育むと同時に、その土地の細菌も育てます。これが、小さい頃に母親が作ってくれたご飯に、生涯にわたって説明できないほど強い愛着を感じる理由です。他人には美味しくないかもしれませんが。

　『料理鼠天王[30]』（もしくは『美食総動員』と訳させることもあります）というアニメがあります。この物語の中のネズミは驚異的な料理の達人で、非常に権威のある美食評論家を説得する必要がありました。この評論家は、ミシュランのレストランを評価する人で、尖った顎と痩せた体、そして辛辣な批評で知られていました。苦戦したネズミが最後の決め手として作った料理は、評論家が幼少期に好きだったプロヴァンスのシチューでした。すると物語は完全に逆転し、評論家は感動の涙を流し、完全に打ち負かされたのです。

　私がこの話を長々とした理由は、それが人間の真の幸福と喜びの大切な源泉であるからです。私が広州に帰るたび、必ず「銀記腸粉[31]」を食べます。その本店は、私が子どもの頃に住んでいた文昌路の路地口にあります。そのため、この食べ物を口にすることで、

30　ディズニーカートン：Ratatouille。監督、脚本：ブラッド・バード。
31　広東地方の伝統的な食品で、豚肉や牛肉を蒸した米粉の中に包んで作る腸粉（チャンフェン）の一種。

私はやっと広州に戻ったことを実感し、この広州旅行が無駄ではなかったと感じるのです。これは、生理的にも心理的にも、故郷に帰ったということを実感するための行為です。

　私たちの体内にある消化酵素を含む細菌群は、巨大なエコロジカル・システムを形成しています。これは、茅台酒が他の場所では醸造しにくい理由の一つでもあります。多くの人が、「茅台鎮から直接水を汲み、茅台鎮の穴蔵の泥を使い、ベテランの従業員を連れて行って、茅台酒を造ることができないか」と聞いてきます。しかし、それができないのです。多くの人々がこれを試みましたが、行政機関や企業が全力を尽くしても成功しませんでした。その主な理由は、全生産空間に存在する特定の細菌の影響が不可欠であり、それが不足しているからです（これを詐欺だと言う人もいますが、茅台酒の歴史を紐解けば、この高利益の白酒を他の場所で造る方法が本当に存在しないことがわかります）。

■消化器系には「地域」が存在する

　私たちが咀嚼するとき、唾液酵素はすでに食物の分解を始めています。これは生化学的な分解だけではなく、生化学的反応を通じて神経にも何らかの伝達が行われている可能性があります。これについては、厳密な学術的証明を必要とするまでもなく、個々人の体験を通して明らかだと思います。

　食べ物への愛は、エネルギーやタンパク質への需要だけでなく、実際には交感神経や副交感神経を刺激し、意識的および無意識的な安心感や幸福感をもたらしています。

　食べ物は口の中に入り、飲み込まれて食道を通ってゆっくりと胃に運ばれます。胃は実際には食物に対する最初の加工を行うだけで、主に食べ物を細かく砕きます。ご存知の通り、胃には入口と出口があります。これらの入口と出口には、空気をどれだけ取り込むかを制御するバルブのような機能があり、下水管のメカニズムと似てい

ます。排水口が故障すると、下水道から異臭が発生することがあります。この臭いは表面的な現象に過ぎず、実は摂取した水、空気、食べ物の配合比が不適切であることを示しています。

　食べ物は食道を通って胃に入り、胃酸で分解された後、さまざまな酵素が働きかけて混ざり合います。

　その後、胃から腸に移動し始めます。腸は、小腸、大腸、十二指腸を含むさまざまな結腸や直腸に分かれ、消化器系全体と密接に結びついています。しかし、それだけではなく、腸は私たちの情緒や精神状態とも切っても切れない深い関係があるのです。

　尹燁氏はインタビューで、川の流れに例えて、異なる川の区間の水は細菌が異なるため味も変わると説明しました。歴史に名を残す話として、王安石氏が蘇東坡氏に長江の中峡から水を持ってくるよう頼んだことがあります。しかし、蘇氏が船中で酔いつぶれ、目が覚めた時には既に下峡に到着していたため、急遽下峡の水を採取して王安石氏に渡しました。王安石氏がその水で陽羨茶[32]を沸かしたところ、顔色が変わり、渡された水が間違っていることに気づきました。水にさえこんなに違いがあるのはなぜでしょうか？

　この話から、中焦[33]部の病を治療するには中焦の水を、下焦[34]部の病を治すには下焦の水を使う必要があると類推されます。これは単純なように聞こえるかもしれませんし、典型的な詐欺師の言葉のようにも感じられるかもしれません。しかし、実際には私たちの体と中国全土の地形には類似点があり、非常に興味深いです。

　たとえば、長江上流は、浅瀬や森が立ち並び、多くの岩があるため、水は非常に澄んでいます。以前の多くのダムがなかった時代では、水は巨大な落差を経て岩にぶつかり、流れが非常に速かったため、長江上流の水は分子が比較的小さく、その周辺の植生、土壌、

32　中国の有名な茶の一種で、高品質な緑茶に分類される。
33　中医学における三焦（さんしょう）のひとつで、胃や脾を含む中腹部の機能を指す。
34　三焦のうち、腎や膀胱を含む下腹部の機能を指す。

鉱物質から「気」のような源を得ているかのようです。長江中流は比較的広がりがあり、多くの他の水系の水が混ざり合っています。私たちは中流のこの特性を「中段の気」と呼んでいます。下流は海に近く、川幅が広がり、長江が海と合流する地点では川と海の区別がつかないほどです。時には潮の変化により、海水が逆流することもあります。長江の下流、中流、上流では生態系も異なります。これは非常に複雑で、その違いをすべて挙げることはできません。

　古代の人は、人体の腸も上・中・下段に似た特性があると考えました。具体的に一対一で対応しているわけではありませんが、これらの段階が異なることは確かです。圧力の違い、物質の違い、細菌の違い、水の代謝レベルの違い、さらには温度の違いなど、多くの違いがあると言えます。温度の違いは多くの変化の違いを引き起こします。中学生の時に化学を学んだ人は、圧力と温度によって生化学的に構造も作用も全く違ってくることを知っていると思います。ある細菌はあるところでは特に繁殖しやすいですが、別のところでは繁殖しにくいのです。

　私には容姿端麗なビジネスパートナー、叶蓁がいますが、彼女は若い頃、西南医科大学（現在の四川大学西南医学センター）で学んだ際、実験で腸道の異なる位置で溶解するさまざまなカプセルを設計できることを発見しました。これにより、異なる腸の部分に対して正確に薬を投与することができることがわかりました。これは、腸が異なる部分に分かれており、細菌が異なるエネルギーと情報を絶えず作り出していることを示しています。

　冗談で、ある次元から見ると人間は移動式浄化槽だと言われます。食べ物は口に入ると分解され、消化され続けます。私たちは毎日活動し、自分たちを知的な生命体だと考えていますが、腸内の細菌から見れば、人間は単なる発酵タンクに過ぎません。

　重要なのは、中医学だけでなく、現代の西洋の生理学でも、一日中のホルモン分泌レベルや酵素の作用時間にリズムがあることが発見されたことです。ある酵素は午前中だけ働き、ある酵素は昼間だ

け働きます。消化細菌は昼間活発に働き、夜になるとそうでもありません。ほとんどの動物が昼間起きて夜に寝る、植物が昼間光合成を行うように。

『自然の法則』（Richard Louv 著）には、私たちの体内にも巨大な森があり、植物、動物、細菌、日光、空気、水が相互に情報を交換していると記述されています。

私が聞いた話によると、ある子供が干潟でカニが海へ這っていく様子を見て、そのカニを助けようと海に投げ入れてやりました。すると、泥の中から多くのカニが現れ、一斉に海へ向かおうとしましたが、カモメの群れがやってきて食べられてしまったそうです。

カニの群れには、本来自分たちの生命規則があります。もし子供が介入しなければ、カニたちは一匹または数匹を徐々に海へ向かわせて、カモメがいないなど安全を確認してから、他のカニたちも一斉に動き出したことでしょう。子供が神のように介入してカニを助けようとした結果、実際にはカニの群れの生態系全体を破壊してしまい、良くない結果を招いてしまったのです。

私たちの体内には多くの微生物や細菌がおり、非常に複雑な分解プロセスに参加しています。これらは食べ物に対して三つのアプローチを行います。

1. 細かく砕いて分解することで、食べ物を固体から液体へ、さらには最も細かい状態へと変化させます。
2. 腸を通じてそれらを吸収します。様々な種類の食べ物をそれぞれ区別して吸収します。
3. 吸収できないものは水分を抜いてから活性化し、最後に腐敗熱を発生させます。腸内では、排泄物の温度が腸の活動に役立ち、その後体外に排出されます。これは完全なプロセスです。腸内細菌の代謝物は比較的容易に私たちの循環系に入り、体のほぼ全ての場所に到達することができます。

こんなに多く便について話したのは、実はよく眠れない一つの重要な原因、すなわち胃の不調を説明したいからです。

第2節　「寝付けない」原因はおそらく「胃の不調」

■胃が不調であると寝付けない

　『黄帝内経[35]』には「胃が不調であると寝付けない」という言葉が記されています。これは一見すると簡単な言葉に聞こえますが、実は深い意味を持っています。適切な食べ物を適切な時間に適切な方法で体内に取り入れ、適切な圧力、適切な水分と空気の配合比で適切なプロセスを経て吸収され、体内で分解された残り物を再吸収した後、適切な方法で適切なタイミングで排出します。これら一連の「適切」なプロセスを、中国古代の人は「和」という一字で表現しました。

　古代文献では、消化器系全体を「胃」と称しています。腸には多くの交感神経と副交感神経が存在し、長年の訓練により脳や全身の多くの生化学的器官と非常に密接な関係を築いています。私たちが知る腸内細菌の不思議な代謝機能も、それらが私たちの脳内で作用することによって引き起こされている可能性があります。しかし、これらの細菌群は私たちが思い描くほどに常に忠実で賢いわけではありません。例えば、増え過ぎたり異常な状態になったりすると、奇妙なものを好むようになります。

■胃の不調は先天的な細菌群および後天的な細菌群と関係がある

　コーヒーを飲む人は、最初は美味しいと感じなかったでしょう。実際、高級なコーヒーは普通の人にとってはまずいものです。これは、特有の苦みや、愛好家がさまざまな種類のコーヒーの酸味を好むためかもしれません。唐辛子も同様で、私たちの口の中に刺激を

35　古代中国の医学書で、中医学の基本理論と治療法が記されている。

与えるだけでなく、食道全体に影響を与えます。生姜も同じです。これら依存性のあるものは、最初は不快に感じますが、後に非常に快適になるものです。

人は奇妙で、好きでないものを繰り返し経験すると、体が少しでも良く感じるように対応する仕組みが体内で形成されます。そして、時間が経つにつれて、習慣となります。これは仏教で説かれるカルマのようなものです。慣れることで内部に不適切な反応が増え、新たなニーズが形成され、それに応えないと体からの不満が絶えなくなり、癖になります。

体内には生まれながらにして細菌が存在し、これは二つの源から来ています。一つは、母親からの遺伝的な受け渡しで、母親が食べた食物から得た細菌が血液と子宮の臍帯を通じて胎児に伝わり、生まれる前に母親と同じシステムの細菌群を形成することです。母親は自身の細菌の一部を自分の赤ちゃんに伝え、つまり、「家宝」を伝えます。そのため、赤ちゃんは出生時にはすでに母乳のことをよく知っています。母乳のすべてが赤ちゃんにとっては既に慣れ親しんだもので、赤ちゃんの細菌と一致するからです。

また、自然分娩時に母親の産道内の細菌が赤ちゃんに影響を与えますが、帝王切開ではこの影響がありません。そのため、帝王切開で生まれた赤ちゃんは免疫性が若干劣ることがあります。自然分娩の赤ちゃんは、母親の産道内の細菌群、主に有益な乳酸桿菌を得ることができます。

一方で、帝王切開で生まれた赤ちゃんは、主に潜在的に有害で余分なブドウ球菌など、皮膚表面の微生物群に似た細菌を得ます。

乳酸桿菌の利点とは何でしょうか？ 乳酸桿菌は弱酸性の環境を作り出すことができ、有害な細菌の成長を抑制することができます。また、乳酸桿菌は乳糖を分解してガラクトースを生成し、これが赤ちゃんの脳と神経系の発達に役立ち、赤ちゃんが母乳中の乳糖から有益な成分を得ることを可能にします。

■腸内細菌はあなたの感情の起伏パターンと欲望を決める

　中国には張成崗教授という非常に興味深い腸内細菌の研究者がいます。彼は「菌心学説」という体系化された理論を提唱しました。彼によると、「心」とは頭ではなく、腸内に存在する細菌のことであり、これらが人の感情の起伏や欲望を決定しているとのことです。これを儒教や仏教の多くの教えに照らし合わせると——心はどこにあるのか、心とは何か——同じことがわかります。心は感情や価値判断、善悪、楽しみと悲しみの境界なのです。このプロセスは、脳が受けた教育による価値判断だけでなく、腸内細菌の反応も大きく関与しています。口から肛門に至るまでのこの管は、肝臓から分泌される胆汁や脾臓から放出される各種酵素、ホルモンなどと密接に関連しており、これはまるで細菌群の生態の川のようで、食べ物が川のように上流、中流、下流に流れます。

　日常生活で胃の調子が悪い人は多く、夜に横になって寝ることを好む人がいます。夜に食べ過ぎた場合、消化不良で眠りにくくなることがあります（なぜ昼食を食べ過ぎると眠くなるかについては別の章で話します）。これは「胃が不調であれば寝付けない」ということを体現しています。不適切な食事は神経系に影響を与え、それが感情や意識にも関連してきます。

　人は、昼間は忙しく活動します。パソコンで資料を作成したり、会議をしたり、飛行機で移動したり、映画を見たりします。しかし、これらの外部の活動はこれらの細菌が放出するシグナルを弱めます。なぜなら、シグナルが雑音によって覆い隠されてしまうからです。

　夜になると、これらの干渉はなくなり、内部のシグナルが強くなり始め、さまざまなシグナルが放出されます。これらのシグナルは言葉にはなりませんが、脳波や体の機能に影響を及ぼし、夢の中の欲望にまで及ぶことがあるのです。

　この点について、張成崗教授が行った科学実験を紹介したいと思います。彼は、解放軍の兵士が三日間食事を摂らずとも戦える方法

第2章　胃の不調：実は細菌が抗議している

について研究しました。それまでの人民解放軍の兵士は圧縮ビスケットを食べて満足していましたが、後にそれもあまり役に立たないことが分かりました。そして、張教授は、私たちが1、2日食事をしなくても力が落ちないことを発見しました。特に栄養過剰な人々にとっては顕著です。

『サピエンス全史』の著者ユヴァル・ノア・ハラリによれば、現代世界では飢餓よりも過食による死亡者がはるかに多いと言います。ある時刻に食事をしたくなるのは、実際には細菌が食べたいと感じているからです。それは多くを食べたがらないかもしれませんが、あなたに食べさせるために、腸内で様々なシグナルを出し、食欲を刺激します。そして、夜にこれらのシグナルが腸脳神経を通じて伝わると、睡眠中に一連の反応を引き起こします。

数日間空腹が続くと、空腹の度に食べたいものが変わることに気づくでしょう。空腹の初期と5日間連続で空腹だった時とでは欲しているものが異なるということに気づくでしょう。

一度、皆で断食を行い、最も食べたいものをリストアップしてもらったところ、大変驚きました。皆が普段から好きだと言っていた肥腸や火鍋はリストの前方にはなく、上位にランクインしたのは白切鶏、腸粉[36]、牛河[37]でした。その時初めて、私の体の中に広東人が住んでいることに気づきました。私はずっと自分が四川人だと思っていたのですが、実際には広東人のDNAが強く影響しているようです。

断食を経験すると、夜に見る夢やその層も異なります。断食をすると、血液中の糖分が最初に動員されます。成人の正常な空腹時血糖濃度は2.8mmol/L未満ですが、糖尿病患者で血糖濃度が3.9mmol/L未満になると低血糖状態と呼ばれます。血糖濃度が一定レベルまで低下すると、体はストレス反応を示し、脂肪を分解してエネルギーを補います。様々な「ごみ」と呼ばれる異なるタイプ

36　米粉を薄く蒸し上げ、さまざまな具材を包んで作る広東料理の一つ。
37　広東料理の一種で、ライスヌードル（河粉）と牛肉を使った炒め物。

の物質（体内の脂肪など）が分解され始めると、特定のタイプの「ご
み」が分解・燃焼して熱を放出する過程で、異なる情報も放出され
ます。

■食べ物の消化過程は睡眠の質に影響する

　消化に関しては、主に二つのケースが考えられます。一つ目は、
食べ物の良し悪しにかかわらず、全体的に摂取量が過剰である場合
です。経験がある人は知っているでしょうが、宿便がしっかり排便
されていないと眠りにくく、逆に排便がスムーズだと簡単に良く眠
れるでしょう。「死にたくなかったら腸に宿便をためない」と言わ
れますが、宿便が溜まった状態で寝ると、様々な問題が生じます。
良くも悪くも、それが溜まると、渥堆発酵[38]のように発酵して熱が
生じます。

　プーアル茶の製造工程を見た人ならわかるでしょうが、渥堆発酵
の茶は非常に熱く、まるでメタンガスの池のようです。子どもの発
熱の多くは食べ過ぎが原因ですが、渥堆発酵と同じ原理で生じた熱
が体を駆け巡り、発熱などさまざまな病状の原因となるのです。し
たがって、熱を冷ますためには、工夫して子どもに排便させること
が良い方法です。

　二つ目は、空腹が過ぎるか、あるいは胃腸に必要な量に満たない
状態です。喫煙や飲酒の習慣がある人がぐっすり眠れないのは、本
当に空腹なわけではなく、「もう一口欲しい」という気持ちからな
のです。そのため、私は眠れないときには時々起きてタバコを吸っ
たりお酒を飲んだりしますが、一部の人々はインスタントラーメン
を食べる必要があります。私が若い頃、寮生活をしていた時、夜中
に質の悪いハムを食べたことが何度かありましたが、良質のもので
は気持ちを落ち着かせる効果が得られず、小麦粉や肉の風味の味の
素が混ぜ込まれた質の悪いハムでなければなりませんでした。

　特殊な嗜好を持つ人は不眠になりやすいのですが、それは腸内に

38　茶葉を発酵させる過程の一つで、プーアル茶などの発酵茶を作る際に用いられる。

第2章　胃の不調：実は細菌が抗議している

ある特定の分子が満たされないと、シグナルを発し、消化に関わる
神経を刺激して空腹だと勘違いさせるからです。経験豊富なグルメ
の公式アカウントは、たいてい深夜にグルメ写真を投稿することが
多いです。一見無駄な努力に思えますが、実はその時間帯が腸内の
さまざまな細菌が最も活性化していることを彼らはよく知っている
からなのです。

■軽い断食：腸を空にすると睡眠の質が明らかに改善する

　軽い断食とは、1日に1食だけ食べるか、腹の三分の一だけを満
たすこと、または週に1日だけ食事をしないことを指します。道
家の心法[39]や実践法、呼吸法と組み合わせて辟谷（ヘキコク）と呼ばれます。断
食と辟谷は厳密には異なり、辟谷は食べないのではなく特定のもの
を食べることを意味します。例えば、道家の修行者は黄精（植物の
根茎の一種）や松の葉を摂取し、気を補う薬を服用します。私が辟
谷中に摂取するのは帰脾湯（キヒトウ）や黄精（オウセイ）、金匱腎気丸（キンキジンキガン）などです。中医学で
は、体質に応じてサフランや黄芪を加えることもあります。

　私たちの辟谷は、華大遺伝子社の専門チームの協力を得て実施し
ました。彼らは毎日、血糖値や血中脂質、体重比、大便、尿の状態
を測定し、私たちに合わせてエネルギーの補給を行いました。そう
でなければ、空腹で健康に悪影響が出る可能性があったからです。

　一般的に、辟谷を始めて3日が経過すると大きな変化が現れます。
辟谷前にビフィズス菌を摂取することで胃腸内のゴミを取り除きま
す。すると、これにより「悪玉」菌も排出され、結果として空腹に
なりにくくなります。

「胃の調子が悪いと寝つきにくくなる」にはいくつかの原因があり
ます。一つ目は食べ過ぎ、二つ目は依存性物質の影響、三つ目は消
化のために腸へ多くの血液が流れることです。

　夜中に食べ過ぎると、消化しなければならず、消化のために必要
な血液が他の必要な場所へ行けません。これは体の「研究開発予算」

39　精神を鍛える方法や、心のあり方を指す言葉。武術や瞑想などで用いられることがある。

というようなものです。しかし、特に夜は血液が他に必要な場所へ行くべきですが、食事の誤りによりその「予算」が奪われ、悪循環に陥ります。

もし血液が肝臓に適切に流れず、肝臓が本来行うべき作業を行わない場合、翌日には体の機能がさらに悪化します。また、夜間に脳へ十分な血液が供給されなければ、脳卒中やアルツハイマー病などの病気を引き起こす可能性があります。

また、人の消化器系と心臓は迷走神経に支配されています。迷走神経にはいくつかの分岐があり、その中には消化器系を通る神経も含まれています。迷走神経が興奮すると、胃や腸の動きが活発になりますが、その時の心臓への反応は逆に心拍数が遅くなり、重症の場合は心拍が停止する危険もあります。このように、食べ過ぎによる迷走神経の過度の興奮は心臓に大きなストレスをもたらすことになります。したがって、心機能が弱い人は、食事に特に注意し、少量多回の食事を心がける必要があります。

また、満腹後の胃の膨張は横隔膜を持ち上げ心臓を圧迫します。心臓が機能不全であった場合、その収縮機能にも影響します。それゆえ、心不全患者は特に満腹は避けるべきです。高血圧や胆石症の患者も、食べ過ぎに注意すべきです。

さらに、パーキンソン病は腸内細菌の乱れが原因の一つであるという説もあります。パーキンソン病患者には、初期に便秘や下痢などの腸炎や機能異常が見られ、健康な人とは腸内細菌の構成が異なることがわかっています。

ですから、血液は体内で非常に重要な役割を果たしており、適切なものを運び、適切なものを運び去ります。夜に食事をしすぎると消化のために多くの血液が消費され、他の部分への血液供給が不足します。

企業の例に例えると、研究開発に多くの予算を割り当てれば、人材や市場への投資が不足するようなものです。また、マーケティングに予算を投じすぎると商品開発がおろそかになり、最終的に会社

の衰退につながります。

■夢は、やりたくてやれていない欲望を満たすこと

　血液には集中する特性があります。比喩的に言えば、血液はある瞬間に特定の活動に集中的に使われることがあり、これは会社が資金を特定のプロジェクトに集中投資するのと似ています。

　夜に寝るとき、一部の細菌が過剰に増えている場合や特定の細菌群が満足していない場合に不調が生じます。この「不調」は腸内でさまざまなシグナルを放出し、交感神経や副交感神経に影響を及ぼし、それが脳に反映されます。日中の記憶や眠っている間の温度、周囲の音などと混ざり合い、脳内で多くのシグナルが重なり合って夢の原材料となります。

　これが、夜に尿意を我慢して寝ると、夢の中でトイレを探し回り、結局トイレのスイッチが見つからなかったり、ドアが開かなかったり、便座が上がらないといったシーンなどが現れる理由です。これは、実際に尿を漏らさないようにするための脳の工夫です。夢の中でおしっこができたら、それはおねしょを意味します。

　夢を見ることは、実現できない欲望に対するプラセボ効果のようなものです。脳は自分を騙します。トイレを探しているということにして尿意のシグナルを止めようとしますが、現実にはおしっこをしてはいけないため、夢の中でトイレのドアが壊れている場面を見ることになってしまうのです。

　ある観点から見ると、夢はしたいけれどもできないことです。できない理由は二つあります。一つは恐怖のため、もう一つは欲望のためです。恐怖は行動を躊躇させ、欲望はその結果を得たいと思わせます。人生の苦しみは、別れを恨み、求めても得られないことから来ます。李宗盛の歌で言えば、「欲しいけれど得られない、人生どうしたらよいのか」（「A Song for Myself」作詞・作曲：李宗盛）です。

　恐怖と欲望の根本は、食べ物や繁殖への本能から生じた習慣が他

の側面に投影されたものです。人間にとって最も基本的な二つの要求は、生存権とその延長上にある交配権です。交配権の本質は、新生児を通じて自分の遺伝子と細菌群を存続させることにあります。

■食べ物の安心感：子ども時代の食べ物が私たちに与える幸福感

張成崗教授は特に興味深い観点を持っています。張教授によると、中国人が毎年故郷に帰って祖先を祭るのは、田舎で生まれて田舎のものを食べて育ったため、一定の年齢になると体内の細菌群が人々を動かして、一度生まれた場所に戻らせ、物質、エネルギー、情報の交換を完了させるからだと言います。これは、魚の遡上に似ていると彼は指摘します。

「菌心学説」は、張教授にとって、生物医学科学研究を行って以来、彼の最も重要な科学研究成果の一つです。この理論は、国内外の多くの科学研究を基にしており、彼自身の多くの深い体験に基づいて、研究を重ねて形成・発展してきました。

「菌心学説」によると、人々が異なる食べ物に対して持つ嗜好性は、特定の種類の腸内細菌の数と質に非常に密接な関係を持っているとのことです。つまり、人の食習慣は長期的に、あるいは生涯にわたってその人の腸内細菌の数と種類に記録されるということです。

これらの認識に基づいて、「菌心学説」では、人の心の働きや情緒の変化の物質的基盤の一部が「腸内の細菌」であり、すべてが人の脳によるものではないと考えます。具体的には、「人の心すなわち細菌」と「細菌＝人の心」と表現できるため、「菌心」と呼ばれます。

『黄帝内経』には、半夏と秫米などを使う処方があります。半夏には痰を除去し、気を下げ、食べ物や組織液を腸を通じて上から下へと移動させる働きがあります。秫米は中国人の最も初期の食べ物であり、炎黄の子孫が最初に持った食べ物の安心感という情報を含んでいる可能性があります。半夏は腸内の各種依存性物質の代謝物や

第 2 章　胃の不調：実は細菌が抗議している

細菌、例えば喫煙や様々な食べ物から生じる痰などの「ゴミ」を除去します。半夏は清掃員のように「ゴミ」を取り除き、その後秋米湯が慰めてくれます。私たち中華民族の「幼少期」の主食としての秋米は、安心感と幸福感を提供してきました。

　子どもが幸せな一生を送るためには、小さいうちに幸せの「伏線」を色々と埋め込むことが必要です。楽しい時に聞いた音楽、嗅いだ匂い、食べた食べ物などの「伏線」が、毎回、心の中に条件反射を形成します。後に子どもが楽しそうにしていない時にこれらの「伏線」の「スイッチ」を入れると、彼らは不思議と楽しくなってくるのです。

　子供時代に頻繁に移動した人は、一生を通じて安心感を欠くことがあります。その原因は、どのようなシグナルを送れば安心できるのか、体がわからないからです。それには複数のシグナルを送信する必要があります。攀枝花(ハンシカ)から広州、鉱山から農村、白切鶏(バイセイチー)から麻婆豆腐、そして老竈火鍋(ロウソウホーコー)まで、これらすべてを統合して初めて十分な安心感が得られるのです。

　同様に、私たちがなぜ睡眠中に目が覚めるのかというと、安心感がないからです。昔「人間」が木の上にいた時代から、うっかりして木から落ちないように常に警戒していなければなりませんでした。砂漠で生まれた人も、空から落ちる悪夢を見ます。これらは長年にわたって遺伝子を通じて蓄積された記憶であり、しだいに一種の集団無意識となりました。

　この現象は人間に限らず、多くの動物にも見られます。例えば、キリンは生まれてから 30 分後には立ち上がり、2 時間後には群れの移動に加わります。これは生存のために必要な行動であり、早急に群れに加わらなければ捕食されるリスクがあるからです。それにしても、生まれたてのキリンがどのようにして群れについて走ることを知っているのでしょうか？　同様に、蜂は「藍翔技校(アイショウ)[40]」に通わなくても、巣作りの作業をこなし、アリの群れは総監督がいなく

40　山東省にあるブルーカラー労働者を育成する技術専門学校。

ても整然と運搬作業を完遂します。

　これらは遺伝子によって「出生」前にすでにプログラムされている集団的無意識としての記憶なのです。

　キリン、蜂、アリなどの動物がこのような集団的無意識を持つのであれば、人がどうして持たないといえるでしょうか。

第3節　「寝つけない」をどうやって避けるか？

　前節で説明したように、実は私たちはあまり多くの食べ物を食べる必要はありません。特に夜はそうです。以前、徐文兵先生と『黄帝内経』について話したときにも言及しましたが、多くの母親が朝に子どもたちに朝食を無理やり食べさせがちです。子どもたちは前夜の夕食がまだ消化されておらず、朝は全くお腹が空いていないのです。それなのに無理に食べさせると消化管にさらに多くの食物が蓄積され、より大きな負担になります。

　中国人の集団的記憶には、長年にわたる食糧不足のために多くを食べようとする傾向があります。十分に食べられるようになったのはつい最近の数十年のことで、中国人の間に「食べましたか」という挨拶が存在するのは、以前の多くの人々が飢えていたからです。古代では、地主でさえ毎日一分に食べられたわけではありませんでした。

　一方、現代人の体力の消耗は古代の人と比べてはるかに少ないです。私たちの食事の時間は、運動量に応じて計画されています。昔は一日に十里も八里も歩くのが普通でしたが、現代ではどれほどの人がそれを実践できるでしょうか。多くの人は、健康のための歩数を目標にして歩いているほどです。

　私のように、今や毎日1万歩を歩けるだけでも素晴らしいことです。運動の際の時間は、考えたり、話したり、物を見たり、想像したりしてさまざまな感情を処理することに使っています。主な感情は、SNSの友達のタイムラインで他の人が自分よりも良い生活

第2章　胃の不調：実は細菌が抗議している

をしているのを見て腹を立てたり、株価の乱高下の波による心の乱れだったりするかもしれませんが。

■腸と脳の密接な関係は双方向的なものである

では、「胃が不調になると寝つけない」状態をどう調整すればよいのでしょうか？
「胃が不調になると寝付けない」問題を避けるためには、まず腸の定期的な清掃が重要です。私は定期的な腸の「断捨離」を、「ウイルス除去」、「コンピューターのクリーンアップ」、そして「部屋の掃除」というステップで実行しています。

次に、依存性のあるものを観察し、体内で依存症を引き起こしている細菌のシグナルを察知します。
胃の不調をチェックする際には、その人がどのようなものに依存しているかをチェックする必要があります。例えば、タバコ、お酒、辛い食べ物、脂身、焼肉など、依存しやすいものがあります。体が定期的に求めるこれらの細菌に注意し、それらを定期的に慰める必要があります。それを完全に取り除くことができない場合は、定期的にこれらを与えるだけでよいのです。なぜなら、それらのコミュニケーション経路は非常に似ており、例えば喫煙者がある時点で何かを食べたがるのは、実際には空腹ではなく、体が誤解して細菌群のシグナルを空腹と解釈しているからなのです。
張教授の方法は、これら特殊な細菌に対して食べ物を提供し、その他の細菌には与えないようにすることです。なぜなら、本来後者は食べ物を必要としていないからです。
「菌心学説」では、人の体と共生する腸内細菌が人類の先天的なDNAを持たないものの、「第二のゲノム」として別の複雑な制御システムを形成し、人の体の飢餓感、欲望、心理作用に影響を及ぼし、時には制御することを示しています。これは、脳を除く「第二の人体センター」となっています。

67

腸と脳の密接な関係は双方向的なものです。脳が胃にシグナルを送ることができるように、胃腸も神経系への平静または興奮作用を遅らせることができます。迷走神経は脳幹から腹部まで伸びる第X対の脳神経で、無意識のうちに私たちの体の活動をコントロールしています。腸内細菌はこの迷走神経の細胞の機能に直接影響し刺激を与えることができます。これらの一部の腸内細菌は、神経細胞のように化学的シグナルを放出して独自の方法で脳とコミュニケーションを取ることができます。

腸内細菌は、体に空腹感を感じさせることで食事を強制的に行わせます。これは少し怖いかもしれませんが、人は能動的に食事をしているわけではなく、受動的に食事をさせられているということです。私たち中国人は伝統的に「民は食をもって天と為す」と言いますが、張教授の進んだ説明によれば、「菌は食をもって天とし、民は菌を先とする」ということになります。

不適切な生活スタイルや不健康な食生活のために、腸内細菌が次第に乱れ、この乱れた細菌群が徐々に慢性病の「原因」となり、消化管内に長期間「潜伏」し、断続的に慢性病を引き起こすことがあります。日常生活で三食が続く中、これらの異常な細菌群は体内に間違った代謝シグナルを連続して発信し、結果として慢性疾患の改善と回復が難しくなります。

定期的な辟谷と軽い断食によって、私たちの食事のあり方を改善することができます。空腹のメカニズムを通じて体が一連のシグナルを発信し、例えば肝臓や血液中の脂肪を体に必要な熱エネルギーに変換します。これにより、新たな「ゴミ」を摂取せず、元の「ゴミ」をエネルギーに変換できるのです。これは非常にエコロジーな方法です。

「胃が不調だと寝つけない」状態を調整する第三のポイントは、体の依存症が内在する細菌の要求であることを十分に認識することにあります。

私たちは、依存症を各種の方法で断ち切るか、またはそれを方向

第 2 章　胃の不調：実は細菌が抗議している

付けて満たすかのどちらかであり、体のすべての要求を満たすわけではありません。ほとんどの場合、「依存症」は「空腹感」として偽装されます。

　もう一つの興味深い点は、加齢と共に体の食べ物を分解する能力が弱くなることです。高齢者は食べ物を消化・分解する力が弱いです。老化した細菌も一定の時間が経過すると老化し、老化すると働きたがらなくなります。最終的に細菌はその土地に帰る必要があります。

　張教授は、「一部の細菌は、彼らが住んでいるこの家、つまり人の体がもはや彼らにとってより良い生活を提供できないことに気付いた場合、さまざまな方法で人に生きることに意味を感じさせなくし、最終的に人が土に還った後、大地に帰り、新たなより良い宿主を探し続ける」と言いました。

　私たちは理解しなければなりません。細菌はこの地球上で非常に長い間存在しており、次々と新しい宿主を見つけては移り住んでいるということを。細菌は、私たちの体内だけでなく、多くの動物の体内にも存在しています。細菌自体が独立した生命システムなのです。

　細菌は地球上で数十億年も生存しており、強力な生存能力とシグナル伝達能力を発展させてきました。彼らのシグナルの伝達は非常に速く、かつ「ワイヤレス」である可能性があります。

　総じて言えば、「菌心学説」は、人体が身体、細菌群（菌心）、脳からなる「身心脳の三位一体」の構造体系であると考え、人体の構造と機能に対する新たな見解を提示しています。これは以前の中医学における人体に対するマクロな解剖学的認識と、西洋医学の人体に対するミクロな解剖学的認識を超え、「菌心が EQ（感情知能）を主導し、人間の脳が IQ（知能指数）を主導する」と主張しています。そして、人体は「菌心」と「脳」に生息地を提供する一つの生理空間に過ぎないと論じています。

　ある人の感情を落ち着かせたい時は、彼らの好きなものを食べさ

せるのが一番です。そうすることで、騒いでいる細菌を落ち着かせることができるからです。これは、私たちが摂取する食べ物や腸内細菌の扱い方が脳の機能に実際に影響を与えていることを意味します。甘いもの、コーラ、フライドチキンなど特定の食べ物を好む細菌を持ち、喫煙や飲酒をする人は、基本的に強い意志を持つことはほぼ不可能です。これは、細菌から数分おきにシグナルが送られ、それが様々な形で表れるためです。例えば、いらいらや不安、落ち着きのなさや、目の焦点が合わないなどです。

　細菌がいない人は理論的に下痢しやすいといえます。子どもは体内の細菌組織がまだ整っていないため、少しでも不衛生なものを食べると、体がそれを最初に排出しようとします。下痢は病気とは限らず、体のストレス反応である可能性もあります。発熱も同様で、普通の人はあまり発熱することがないので、発熱した場合、それは体からのシグナルである可能性があります。

　もう一つの典型的な例としては、筋肉が傷ついた後の回復過程で徐々に生じるかゆみがあります。

　この章では多く内容が推測に基づいていますが、それ以上に大切なのは、人間が大抵の場合、脳ではなく腸、さらには細菌によってコントロールされているという理解に至ることです。人体のシステムは腸内の微生物居住者によって大きく主導され、制御され、定義され、構成され、調整されているのです。

　宿主としての視点から人間を見ると、これら細菌が満たされなければ、弱くなり、警戒心が緩んできた時に顕在化することも理解できます。実際には彼らは常にシグナルを発していますが、外部の騒音が大きい時には聞こえません。部屋が明るすぎると画面の映像が見えないのと同じで、部屋が暗くなると初めて見えるのです。

　私たちが悪夢を見たり、寝返りを打って眠れなくなったりするのは、それを病気とみなすならば、一種の病気です。しかし、それがより深いレベルの場所で満たされていない反応であることを理解す

第2章　胃の不調：実は細菌が抗議している

れば、もしかすると睡眠が不十分であることに感謝するかもしれません。なぜなら、それはあなたの体がまだあなたに絶えず警告を発信する能力を持っていることを意味するからです。悪夢や寝返りは、体があなたに伝えているのです。「注意してください、私は満たされていません、私を満たしてください……！」と。

　どんな要求も抑圧することはできませんが、一時的に消滅させることは可能です。体内に潜むあなたを依存させるすべての物質を消去すれば、依存症は断ち切られます。しかし、これらの要求を抑圧することは不可能で、一時的に抑圧することはできても、ある程度まで蓄積されると大爆発することになります。

　さらに言えば、子どもたちは生まれながらにして、世界に対して溢れんばかりの好奇心を持ち、新しいことを学びたがり、まだ触れたことのないものに触れてみたいと思うほど、何でも体験してみたいと望むものです。これは人間の進化の過程で自然に備わった欲求です。子どもたちは肉や甘いものを好みますが、成長に伴い、より多くのカロリーが必要で、野菜から得られるカロリーだけでは不十分だからです。この食生活のために子どもたちは落ち着かず、じっとしていられなくなります。彼らは、摂取したカロリーを何らかの形で消費しなければなりません。

　ですから、子どもをじっとさせたいのであれば、静かにしてもらうために静功[41]や座禅などをさせる工夫をすることが考えられますが、これはあくまで表面的な解決策です。一時的には子どもを落ち着かせることができるかもしれませんが、一旦解放され、先生や保護者の目から離れた瞬間、子どもはすぐに元の落ち着きのない自分に戻ってしまいます。子どもの教育において重要なのは、急いで子どもを大人にしようとしないことです。

　ドキュメンタリー『生命・成長』（監督：毛思翻、テンセント動画より放送）で、児童教育の専門家である賀嶺峰教授にインタビューしました。彼の娘は成績が悪く、ある日、先生に保護者を呼び出す

41　静かな状態で行う気功の一種。瞑想や呼吸法を含み、心身の調和を目指す。

ように言われたとき、娘は父親に叱られることを恐れたそうですが、賀教授は「一度の試験で娘との長年築いた信頼関係を壊すことはない。もし娘を叱ってしまい、彼女が私のことを信じなくなり、私に学校のことを話してくれなくなったら、それは更に大きな損失で、ばかばかしいことだ」と語りました。

　もしあなたがどんな問題にも親と共有する意欲があれば、あなたは幸せに成長していくことができるでしょう。なぜなら、彼らがあなたの問題を解決できるかどうかにかかわらず、少なくともあなたは彼らと話ができるからです。親の要求が非常に厳しい家庭で育った子どもたちは、物事に対する判断が明確であるため、やり方が上手でなくても成功者になる可能性がありますが、幸せな人間に育つことは困難で、しばしば長期にわたる抑圧によるストレスの蓄積が原因で突然爆発することがあります。

　細菌の欲求が抑圧されていることと睡眠の関係に話を戻すと、私たちのすべての欲望は、根本的には食欲と性欲の延長上にあります。私たちの欲望は恐怖、貪欲、疑念、迷い、不安などに発展していき、これらの心理的パターンや習慣は他の事柄と結びついて、様々な感情を引き起こしやすくします。

　私たちの感情は生じた出来事に引きずられがちです。例えば、明日のお金の心配や、どこに泊まるかわからないという不安などです。私の知り合いには、恐怖の感情を関連する事柄から切り離す自己トレーニングができると言う人がいます。彼はどのようにトレーニングしたのでしょうか？　彼の方法とは、自分の居場所を固定せず、毎日歯ブラシや歯磨き粉など様々な物を背負い、場当たり的に見ず知らずの人と食事しながら話をし、最後に相手が家に連れて行ってくれればその人の家に泊まり、そうでなければホテルを探すなど、明日の夜どこで寝るかを心配しないというものでした。

　後にこの芸術的な行動を通じて、彼は「明日の夜どこで寝るかわからない」こととそれに伴う不安は、関連するかもしれないが必ずしも

第2章　胃の不調：実は細菌が抗議している

連動するわけではないと気づきました。「明日の夜どこで寝るかわからない」という状態は不安を引き起こす外的要因であるにも関わらず、これら二つの事柄を長期間結びつけて考えることで、「明日の夜どこで寝るかわからない」と思うだけで不安になってしまいます。

　もし誰かが生まれたその日から居場所がなければ、他の理由で不安を感じることがあっても、それを特別な不安とは思わないかもしれません。

　感情は単に感情です。この種の感情は通常、生存権、交配権に関する不安、恐怖、欲望から生じます。これらの感情が一度生じると、私たちの生活の多くの場面、例えばどこで寝るかわからない、何を食べるかわからない、タバコがあるかどうかなどと関連づけられます。この関連性が強すぎると、油と小麦粉のように、あなたの中に私が、私の中にあなたが存在するようになります。

「胃が不調だと寝つけない」という問題を分析することで、私たちは一つのことがはっきりとわかるでしょう。いわゆる「私」——私の執着、私の喜び、私の恐怖——すべての「私」は、分離可能なものであり、この問題を考えることで確認できるということです。

　ここまで多くの話をしたのは、一つの経験を共有したかっただけなのですが、それは、「もし不安や不眠の真の原因が、実際には腸内細菌の不満にあると気づけば、問題はとても簡単に解決できる」ということなのです。

■ TIPS：
腸内細菌と良質な睡眠

　近年、多くの研究で視床下部－下垂体－副腎軸（HPA軸）が注目されています。HPA軸の機能の一つは、私たちがストレスを感じたときに副腎を刺激してコルチゾール[42]を生成することで、これは体の重要なストレスホルモンの一つです。

42　ストレスや低血糖時に副腎皮質から分泌されるステロイドホルモン。体の炎症 反応を抑制し、炭水化物の代謝を促進する効果がある。

コルチゾールは体の昼夜のリズムと密接な関係があり、24時間周期でのホルモンの増減は人の生理活動に影響を及ぼし、私たちの緊張感や倦怠感を左右します。気分障害の中で不眠症はよく見られるものですが、私たちはすでにこの症状には腸内の細菌が関与していることを知っています。

　最新の研究成果によると、インターロイキン[43]やTNFα[44]（腫瘍壊死因子）などのサイトカイン[45]が睡眠に重要な役割を果たし、特に精力の回復に最も役立つ深い睡眠やノンレム睡眠に重要とのことです。さらに、腸内細菌はコルチゾールレベルと調和する化学物質の生成を促進します。自然な状況下では、コルチゾールは夜間に最低レベルに落ち着き、早朝に活動を始めます。サイトカインの昼夜リズムは基本的に腸内細菌によって決定されますが、コルチゾールが朝に活性化すると、腸内細菌はサイトカインの生成を抑制するようになります。この切り替えはノンレム睡眠とレム睡眠の間の切り替えと同じであると考えられます。したがって、腸内細菌のバランスは睡眠やと昼夜リズムに大きな影響を及ぼすため、腸内細菌のバランスを保つことが不眠症を改善するための近道となり得るのです。

■どうやって胃の不調による寝つきの悪さを改善するか

　具体的に、寝つきが悪い場合はどうすればよいでしょうか？ 以下の方法を試してみることをお勧めします。

　1. 腸内細菌の検査：

　　　あなたの体はどの細菌が不足しているのか、または満たされ
　　　ていないのかをチェックします。

　2. 依存性の検査：

43　免疫系の細胞間で情報伝達を行うために分泌されるタンパク質（サイトカインの一種）。様々なインターロイキンが存在し、免疫反応において特定の役割を果たす。
44　強力な炎症反応を引き起こすサイトカインの一つ。感染やがんなど、様々な病理状態で関与する。
45　細胞が分泌するタンパク質の一群で、細胞の成長、分化、移動、免疫反応などに関わるシグナル分子。

第 2 章　胃の不調：実は細菌が抗議している

　　あなたがどのようなものに依存しやすいのかを把握します。
例えば、一部の人は遺伝的にアルコール依存しやすい傾向があ
ります。私の知り合いの女性は、お酒を飲むとすぐにハイにな
り、依存しやすいタイプの人です。後に彼女は遺伝子検査で、
アルコール中毒の可能性が高いことが判明しました。アルコー
ル中毒になりやすい人もいれば、甘いものに依存しやすい人も
います。これらは先天的なもので、刺激されると容易に中毒に
発展します。

3. 食生活の見直し：

　　多くの人は食事量を減らす計画を立てるべきです。満腹を求
めず、空腹にさえならなければよいです。依存性の検査は、自
分が空腹感や寝つけない時でも、本当にお腹が空いているのか、
または特定の細菌が何かを欲しがっているせいなのかを把握す
ることができます。それら細菌がまるで権力者のように過剰に
要求して、空腹のような感覚を引き起こし、あなたを駆り立て
る、ということを知ることが大切です。

　　自分が何に依存しているかは日常を観察すれば知ることがで
きますが、多くの場合、私たちは胃の不調とこれらの依存を関
連付けていません。

4. 加齢に伴う対策：

　　加齢によって消化能力が低下するため、分解されやすい食品
を多く摂ることが推奨されます。例えば、高齢者はヨーグルト
を適量摂取すると良いでしょう。これにより、消化の負担を軽
減できます。

　　例えば、お茶を飲むと眠れなくなる人がいますが、紅茶や黒
茶などの熟茶を飲めばそのようなことはありません。なぜなら
熟茶はすでに分解処理されたお茶だからです。分解能力が低下
した人は、可能な限り外部からの力を借りて改善することがで
きます。子どもたちは酵母を摂取するとよいでしょう。酵母は
酵素ではありませんが、酵素がより良く成長する環境を作りま

75

す。これは非常に価値があります。

　他にもいくつか選択肢があります。第一の提案として、中医学では消化と密接に関連している二つの経絡があります。一つは足の陽明胃経[46]、もう一つは足の太陰脾経[47]です。これらの経絡に沿って痛いツボを探し、特に痛いツボが見つかったら、軽くマッサージするとよいでしょう。

　お腹をこするのもお勧めの健康法の一つです。お腹を適度にこすることで、安心感をもたらし、腸の蠕動運動を促し、腸の働きを活発にすることができます。腸は運動によって自然と血流が促進されます。こすり、押し、圧迫することで血流を引き寄せ、腸の問題を解決することができます。

　毎日お腹をこするのは非常に良い健康習慣ですが、力を入れ過ぎると瘀血を引き起こす可能性があるため、力加減に注意しましょう。「丹田に意を集中する」という言葉がありますが、これは、腸が集まる場所に意識を集中して気血を丹田に導くことを意味します。

　丹田は具体的にはおへその真下三寸、下腹部の正中線上に位置し、全身の経気が集まる場所です。具体的な方法は以下の通りです。

1. 両足を肩幅に開いて自然に立ち、自然に呼吸します。上から下へ、頭のてっぺんから足の裏までリラックスしながら呼吸します。

2. 両手を腰に置き、手のひらを上に向け、注意を下腹部全体に集中させます。特定の部位にこだわらず、前述の下丹田の位置は意識せずに、全体感を掴むようにします。

3. 鼻から連続して短く息を吸います（毎回少しだけ吸い込む）。何度か短く吸った後、満たされた感じがしたら３〜９秒ほど息を止めます。

4. もう一度鼻から軽く吸い、ゆっくりと息を吐き出します。吐

46　体の前面を通り、胃や消化器官の機能に影響を与える経絡（エネルギーの通り道）。
47　体の前面を通る経絡で、脾と全身の消化・吸収機能に関係している。

第2章　胃の不調：実は細菌が抗議している

き出す際は、一息に全てを吐き出すようにしますが、急がずにゆっくりと行います。

5. この呼吸法を3〜9回繰り返します。鼻で呼吸する際に、下腹部の引き締めと弛みに注意を払い、できるだけその点を見つけることがポイントです。すると、腹部にやや隆起した点を感じるかもしれませんが、それは丹田ではありません。丹田はその隆起した点よりも少し低い位置にあります。多くの人は重心がやや高めなため、隆起した点よりも少し下が丹田の位置となるのです。

6. 両足を肩幅よりも少し広げ、または肩幅の二倍に開き、ゆっくりと馬歩⁴⁸の姿勢をとります。あまり低く構える必要はありませんが、背筋は真っ直ぐに保つ必要があります。

7. 両手を腰の横に上げ、手のひらを上にして、注意を腰の後ろと尾骨の部分に集中させます。上半身を右、下、左、上の順に円を描くように動かします。数周繰り返した後、逆の方向に動かします。腰とお腹を使って円を描き、膝も動かします。

8. 徐々に円の範囲を小さくし、膝はあまり動かさないようにして、腰とお腹で円を描きます。脊椎と腰の後ろに感触があれば、徐々にその円を小さくしていきます。円を描く動きが腰の後ろから尾骶骨のあたりに伝わったかを確認し、はっきりと感じたら、隆起よりも低い位置に焦点を合わせ、その位置を後方にずらしながら動きを重ね合わせます。その位置が丹田です。この動きを続けると、感覚が徐々にはっきりしてきます。時にはその部分が開閉するような感じがします。これが丹田の開閉です。

　漢方には消化分解能力を高めるいくつかの処方があります。その原理は湿気の問題を解決することです。現代人の冷たい飲み物を飲む、エアコンを使う生活習慣は、湿気を重くする傾向があります。

48　下半身を半ばしゃがんだままにして上半身の背筋をまっすぐにするポーズ。カンフーの基本ポーズの一つ。

脾臓は本来湿気に弱く、過剰な湿気は脾の機能低下を招き、上げるべきものが上がらず、下げるべきものが下がらず、「エネルギー」が足りなくなり、蓄積すべきでないものが蓄積してしまいます。

　ここで平胃散を紹介します。これは『太平恵民和剤局方』に収録されており、当時の皇室の組織によって編纂されたものです。最も重要な薬草は蒼朮と厚朴です。蒼朮と厚朴は組み合わせがよく、脾胃に溜まった重い湿気を除去し、脾臓が湿気によって傷んだことに起因する腹部や胸部の張りを解消します。さらに、陳皮は気を整え消化を助け、厚朴を組み合わせることで脾胃の機能を高めます。甘草、生姜、ナツメは脾胃の正気[49]を調和させ、保護して損傷から守ります。このようにして、湿気が取り除かれ、胃の気が和らぎ、気の流れがスムーズになり、上昇と下降が順調になります（注意：水湿[50]や陰虚[51]のない人、舌が赤く苔が少なく、口が苦く喉が渇いたり、脈が速かったりする人は、この平胃散を服用してはいけません）。

　体内の湿気が増えると、痰に集まり、湿気は痰の源となります。

　また、痰湿を改善する温胆湯もあります。半夏は痰を清める聖薬で、陳皮と合わせて胃の痰湿を取り除きます。竹茹は甘くて冷たく、胃の痰熱を清めます。枳実は胃の痰滞を散らす役割があります。生姜とナツメは脾臓と胃を補強します。温胆湯は、湿気を取り除き脾臓を補強することにより、痰湿を除去し、脾胃の機能を回復させます。これにより、気血の生成が促進され、正気が充実し、体の状態が改善されます。要するに、胃とは一つの器官を指すのではなく、消化システム全体を指すのです。生態系全体のバランスが保たれることで安心感が生まれ、それが睡眠を促します。しかし、胃が不調の時、夜になると睡眠中にシグナルを放出し、私たちの注意を引き、結果として寝付けられなくしてしまうのです。

49　体内の健康を維持するための正常なエネルギー。
50　体内に余分な水分が溜まり、腫れやだるさなどを引き起こす状態。
51　体内の陰のエネルギーが不足している状態。熱感、乾燥、不眠などの症状が現れる。

第3章
血の不調：循環系は体の道路網

第1節　循環系は睡眠の質に影響する

■現代人の血液は検査に耐えられない

　2019年3月、私は上海で健康診断を受け、血液を一滴採取して検査しました。顕微鏡で、自分の赤血球が何十個も連なっているのを見て、私は非常に驚きました。医師にこの状態について尋ねたところ、脂っこい食事を好む中年男性によく見られる現象であると教えられました。

　さらに、自分の指先を電子顕微鏡で見たところ、微小循環[52]がスムーズでなく、指先の微小血管の血液がほとんど滞っている状態であることが明らかになりました。これが何が原因で起こるのかとても興味を持ち、尋ねたところ、医師は「大きな原因の一つはあなたの日常の食べ物が豊かすぎることです。一番好きな食べ物は何ですか？」と聞き返されました。そこで私は、「肥腸」「角煮」「回鍋肉」「火鍋」など、四川人にとっての幸せの源である食べ物を挙げました。

　自分の血液を自分の目で見なければ、血をよりクリーンにしたいという強烈な衝動にかられることはなかったでしょう。彼らは私に簡単な治療を施しました。小型のワイヤレス発信器を使用し、それを私の手のひらの労宮穴[53]の上に置き、特定の周波数帯を発しました。8分間それを握った後、同じ場所で再び血を一滴垂らすと、全ての赤血球が分散し、一つ一つが個別になったことに気づきました。今度は赤血球がばらばらになり、各々が単独で血液中に分布していました。私は医者から、各赤血球が単独で酸素を運ぶことの重要性

52　細胞や組織レベルでの血液循環。全身の健康状態に大きく影響する。

53　手のひらにある重要なツボの一つ。様々な不調の緩和に用いられる。

と、赤血球がくっつくと酸素輸送能力が低下することを学びました。赤血球が分散している状態では、血液の酸素量が増え、血管内での血流の抵抗が減少し、循環が改善されるとのことでした。

　後に自分の微循環を再検査したところ、実際に改善されていることがわかりました。これは私に非常に重要なヒントを与えてくれました。北京に戻った後、私は自分のために麻黄湯を作って服用しました。中医学では、麻黄湯は発汗を促し、体内の湿毒を除去し、血液の循環を促進する効果があるとされています。服用後、血液の微循環があの発信器を使用した効果に近いものになりました。

■悪夢には救いの面もある

　私は人々の睡眠問題を多く観察してきましたが、無呼吸症候群でないにも関わらず、どうしてもぐっすり眠れないケースがあるようです。特に夜中のある時点で、深い眠りにもかかわらず目が覚めてしまうのです。そこで、私たちの睡眠診療所で多くのモニタリングを行ったところ、一部の人々の呼吸問題と血液循環には非常に高い相関性があることがわかりました。これらの人々には、常に高血圧や高脂血症などの病状が見られました。

　これの考えをさらに深く掘り下げてみると、非常に興味深い現象を発見しました。多くの人々が血液の粘度が高まると、血管の壁が厚くなり、血管内の空間が狭まり、血管の通行性が悪くなるのです。

　そのため、心臓はより大きな圧力をかけて血液を流す必要があり、しばしば高血圧と高脂血症が同じタイプの人々の体内に現れます。夜寝ている間、私たちの血流速度は、体が静かな状態になるにつれて徐々に遅くなります。

　血流が一定の速度を維持できる場合は流れ続けることができますが、遅くなると、まるで干潟に流れるようにゆっくりと沈殿していきます。沈殿が一定のレベルに達すると、心臓は大きな圧力をかけます。すると、人は寝ている間に奇妙な自分を保護するためのメカニズムを働かせます。例えば、夢を見ることです。特に激しい運動

第3章　血の不調：循環系は体の道路網

の夢、例えば、走っている、追われている、または喧嘩しているなどの夢です。

　実は、これは私たちの体が自分自身に対して行う自分自身を救うための行為なのです。体は睡眠が必要で目覚めたくないのに、血流の速度がすでに悪くなっているため、「夢」を通じて睡眠中の血流速度を加速させるという興味深いつじつま合わせをしているのです。この現象は、血液の粘度と血中酸素含有量が睡眠に非常に重要な影響を与えていることを意味し、これらの要素の観察と測定が必要であることを示しています。

■静脈の血液の戻りが低効率で、心臓に新鮮な血液が不足する

　さらに、血液中の酸素濃度が低下する原因もいくつか発見しました。先ほど述べた血液の粘度が高すぎることに加え、静脈からの血液の戻りが減少することも原因の一つです。多くの人は、動脈の血と静脈の血が半分ずつあると考えがちですが、血液は肺に入り酸素と交換を行い、酸素が血液に再び取り込まれます。心房から送り出された血液は動脈血と呼ばれ、酸素が豊富なため鮮やかな赤色をしています。これが各細胞に流れ込み、細胞はその運用過程で発生した二酸化炭素を動脈血と交換します。

　交換された血液は静脈血となってゆっくりと心臓に戻りますが、静脈血の戻る力はそれほど強くありません。静脈血の戻りにはいくつかのメカニズムがあり、一部の医師は、これは筋力の強さに関連していると考えています。筋肉が強ければ、日中の運動を通じて静脈血を心臓に押し戻すことができますが、運動不足の人や筋力が弛緩している人は、静脈血を心臓に戻す力が弱まります。

　また、もう一つのケースでは、腎臓が重要な役割を果たします。私たちは皆、血液が腎臓を通過する際、それが腎細管を経て原尿を生成することを知っています。このうち約97％が再び体内に吸収

されます。

中医学者の倪海厦氏の言葉を借りれば、これは「腎気」と呼ばれ、水蒸気のようなもので非常に重要な役割を担っています。それは熱を帯びて拡散性があり、下から上へと移動し、静脈血を心臓へ戻すのを助けます。

しかし、筋肉の運動量が不十分であったり、腎臓の働きが低下していたりした場合、十分な量の静脈血を心臓に戻すことができません。年を取ると、ますます多くの血液が静脈や微細血管に留まり、心臓に戻らなくなります。これにより、歳を取るにつれて動脈を循環する血液の量が減少していくのです。

そのため、高齢者の多くが静脈瘤を発症し、さらに多くの人々は体のさまざまな場所にあざが生じます。毛細血管が破壊された後、循環しない静脈血が体表に滲み出し、皮膚にあざができます。巨大食細胞は毛細血管から押し出された血を異物とみなし、摂取します。そのため、多くの人は、刮痧[54]、抜罐[55]、拍打[56] などを用いると、なんとなく身体の痛みが軽くなったと感じます。これは、それらによって局部的に循環が改善されたためなのです。

しかし、巨大食細胞の分泌には限界があり、頻繁に活動することはできません。拍打で体全体を叩いて様々な病気を治療できると言う人もいますが、私の道教の師匠、張至順道長は、「この方法は非常に危険だ。これは昔、江湖で使われていた術士の方法で、短期間では良い感じを与えるが、また、多くの病気を治療できるように見えるかもしれないが、長期的には体に良くない」と言いました。そのため、私はこの手法に対しては懐疑的です。

いずれにせよ、構造的には十分な量の静脈血が心臓に戻ることが、

54　皮膚の表面を専用の器具でこすり、体内の不調を改善する治療法。血行を促進し、毒素の排出を助ける効果がある。
55　ガラスや竹、プラスチック製のカップを使用して皮膚に吸着させ、局部的に血流を改善する伝統的な療法。疲労回復や筋肉痛の緩和に用いられる。
56　体を軽くたたくことで血流を促進し、筋肉のこりや疲労を解消する自己治療法。気功や体操の一環として行われることもある。

第3章　血の不調：循環系は体の道路網

心臓の機能にとって非常に重要です。もし心臓に戻る静脈血が不足していれば、動脈血と全ての細胞の要求を満たすために心臓はより多く働かざるを得ず、その結果心臓の鼓動が速くなり、血液の粘度も高いために心臓が数回鼓動したあとに一時停止するなど脈拍が不規則になるのです。多くの人がこれを経験しています。このように、年々、血液が心臓に戻る量は減少していくのです。

■血中酸素濃度が低下する2つの原因

多くの人は肺の交換能力が徐々に悪化しており、肺に吸い込まれる酸素の量も減少しています。多くの人は呼吸において怠惰で、ほとんど深く呼吸することがありません。彼らに注意を促さない限り、彼らは息を喉の奥までしか吸い込まず、肺の上部にしか達しません。もちろん、努力すれば、もっと多くの空気を吸い込むことができるようになります。多くの人にとって、これは無意識のうちに行われるものです。肺の下部は機能を果たしておらず、その結果、呼吸は非常に浅くなります。このように、多くの人の肺は十分に利用されていないのです。

子どもの睡眠を観察すると、子どもが眠っていて息を吸うときに自然とお腹が膨らむことがわかります。お腹が膨らむというのは、空気がお腹に吸い込まれたというわけではありません。これは空気が肺の下部に吸い込まれて横隔膜を押し上げるためです。――したがって、呼吸が浅いほど血液の酸素交換効率は悪くなり、その結果、血液の酸素含有量が悪化し、悪循環が生じます。

血中酸素濃度が低下するもう一つの原因は、現代人が日光浴と運動をほとんどしないことです。特に日光浴の時間が少ないといえます。私たちは、日光浴が毛細血管の拡張に役立つことを知っています。日光浴をすると、じわじわと少し汗をかきますが、この発汗の過程は、実は皮膚と皮下組織の間の一部の代謝物質とゴミを、汗を通じて体外に排出するものです。しかし、現在多くの人は汗をかか

ず、日光浴もせず、運動もほとんどしないため、毛細血管や静脈血管の機能が低下し、呼吸も悪化するのです。その結果、動脈血の量が減少し、赤血球の数も減少し、血液の粘度が増し、酸素輸送能力が低下し、肺の呼吸機能も悪化してしまいます。

このような循環の中で、酸素は多くの重要な役割を果たしています。その中でも最も重要なのは、細胞にエネルギーを供給することです。なぜなら、酸素は体内で生物化学反応と「燃焼」に参加する際に限り、細胞にエネルギーを供給できるからです。「燃焼」とは、すべての酸化反応を起こすために使用されるプロセスです。このエネルギーは、細胞や体の各部分がその機能を果たすために必要であり、必要な物質を分泌させたり、必要なものを合成させたりします。エネルギーが不足すれば、それに応じて各部分の機能が影響を受け、結果的に老化が加速するのです。

■夜ふかしは増血機能に影響を与え、老化をさらに加速させる

もう一つ興味深い現象があります。私たちの血液は、胸腺、脾臓、骨髄の三つの場所で生成されます。年齢が上がるにつれて胸腺や脾臓の造血機能は低下します。結果として骨髄に頼るようになります。

中医学の理論では、「腎」という言葉は単に腎臓だけを指すのではなく、腎臓や骨髄を含む関連するシステムや機能全体を指します。これは集合名詞です。この観点から、中医学での腎を補う方法は、直接的に腎臓を補うのではなく、腎臓の機能を正常に回復させることを目的としています。不眠の治療法は多数ありますが、その多くが腎を補うことによって実現されています。

『円運動の古中医学[57]』（彭子益著）他の多くの中医学古典では、腎陽虚と腎陰虚が睡眠障害を引き起こすと指摘されています。——腎陽虚は腎の機能の低下を、腎陰虚は腎の物質的基盤の低下を意味

57　中医学では宇宙や自然界の法則が人体にも適用されると考えられ、円運動はこの宇宙の動きを示す原理の一つとして、人体の気血水の流れなどに関連付けられることがある。

第3章　血の不調：循環系は体の道路網

します。

秘密はここにあったのです。静脈の血液の還流効率が悪化すると、造血機能も低下します。血液の粘度が高まるにつれて酸素輸送能力が低下し、新鮮な血液の量が減少します。その時、心臓自体に問題がなくても、問題を抱えているかのように見えるのです。これは、電気器具を電圧や電流が不安定な電源に接続したときの状態に似ています。これは呉清忠氏の『人体使用ハンドブック』という本の中で述べられた、一つの大切な考え方です。

問題は、造血が主に夜間の睡眠中に行われるということです。最近、『サイエンス』という雑誌で、造血機能は免疫力を引き上げるのに役立っていると指摘されました。造血機能が低下すると免疫機能も弱まり、体全体に様々な疾患が現れます。そして、問題が出てきた箇所にもっと多くの血液が酸素を運んでいき「救済」しなければならないために、より多くの悪循環が生じるというわけです。

若い人が長時間の夜更かしをすることで、体においてさまざまな消耗がなされますが、これは中医学でいう「五労七傷[58]」に該当し、本質的には老化そのものです。したがって、血液の問題は長期的な睡眠障害を引き起こすとても重要な原因の一つといえるのです。

漢方には当帰など血を補う薬があり、これらは非常に効果的です。皆さんが不眠症の処方について知りたい場合は、帰脾湯という有名な処方を覚えておくと良いでしょう。

私は、血液の循環が悪く、筋力が低下している（脾臓は筋肉にも影響を与えます）若い人々に対して、日中に十分な日光を浴び適度に運動すると同時に、血液の質を改善するのに脾臓を補う漢方薬を飲むことをよく勧めます。例えば、八味地黄丸などです。

■精、気、神：循環システムに対する古代の人の絶妙な総括

さらに興味深い現象は、血液が酸素を含むだけでなく、体に有益

58　中医学における病因論で、五労は過度の精神的・身体的労働による疾病、七傷は外的な感情の過度な刺激による疾病を指す。

な多くの他の物質も含んでいることです。その中には、現代医学で既に発見されているものもあれば、まだ発見されていないものも多くあります。

　古代中国の人々は、これに対しては非常にシンプルな考え方を持っていました。それは、血液中の何が体に良い働きをもたらしているかを具体的に把握することは不可能だという考え方です。人間の体は宇宙と同じくらい複雑であり、知られているものも未知のものも、計測可能なものもそうでないものも無数に存在するためです。それらは血液の循環を通じて細胞に入り、再び血液の循環を通じて体外に代謝されます。この全体の循環システムは非常に重要で、一瞬たりとも停止することはありません。

　ある研究では、血液に何が欠けているのかを特定するために、さまざまなアミノ酸、タンパク質、電解質、ホルモン、バイオファクターなどが調査されています。また、物質以外の要素、例えば循環の動力が十分かどうかについても関心が寄せられています。さらに高度な研究では、私たちの脳と神経、つまり、意識的および無意識的なシグナルが血液の循環の物質的および動力学的側面にどのような影響を与えるかが対象とされています。

　これら三つの研究対象は、中医学では「精」「気」「神」と呼ばれています。微細な物質については突き止めることはできないので、何であれ「精」と総称し、循環の動力は「気」、それらに影響を与えるシグナルは「神」と呼ばれます。精、気、神のこの循環システムに対して、古代中国の人々は、どのような物質が存在するのかを絶えず探求するのに時間を費やすよりも、いかにしてこの循環を自然に起こすかを考える方が良いと考えたのです。そこで彼らは観察しました。一体どのような状態が循環をより良くするのに役立つのか？　そして、彼らは３つの非常に重要な方法を発見したのです。

第3章　血の不調：循環系は体の道路網

第2節　循環系を改善する方法とアドバイス

■深呼吸は血液の酸素濃度を高める

　一つ目の方法は、意識的に深呼吸をできるだけ多くすることです。特に深呼吸は、体に多くの酸素を取り込むことができるからです。これにより血液は体に他の物質を生成するための基盤と能力を提供します。また、呼吸のリズムを調整することで、心臓の鼓動のリズムも安定します。

　道家には、人間の体には二つのタイプの器官が存在するという考え方があります。一つは、今で言う交感神経によって制御される器官、または、自律神経に制御される器官です。この制御は、左手を挙げようと思って挙げる、右手を挙げようと思って挙げるといった意識的なものです。もう一つは、自律神経によって制御されない器官です。意識的には制御が難しい器官です。たとえば、肝臓を振動させる、胃を意識的に動かすといったことは非常に難しい——できなくはないですが、非常に難しいことです。しかし、これらの器官は、実は自律神経系の影響を受けて毎日繰り返し動いているのです。

　これら二つの器官の間に介在する唯一の器官があります。それは、意識を通じて制御することができ、他の臓器への影響を及ぼすことができる器官です。それが肺です。深呼吸によって心臓の鼓動の速さを効果的に調整することができます。

　怒りを爆発させたことがある人なら、深呼吸をすることで自分の気持ちを落ち着かせ、心拍数の速度を効果的にコントロールできることを知っていることと思います。さらに、深呼吸は腸の蠕動を増強することもできます。これは、深呼吸が横隔膜を下部に移動させ、気圧の変化を通じていくつかの臓器の蠕動を変化させるためです。これは一種の受動的な運動です。ですから、意識的に深呼吸を行うことは、これらの問題を調整するためにできる簡単な方法なのです。

　私にはある学生がいます。彼は授業中とても真剣に聞いていますが、座ったまま急に眠ってしまうことがよくありました。これは

「但欲寐[59]」という状態で、高血圧や糖尿病などの問題も抱えていて気の毒に思っていました。

　そこで、私は専門の先生を招いて、学生たちに深呼吸の練習を教えてもらいました。

　その方法は、腕をできるだけ後ろに伸ばし、最大限に酸素を吸い込み、その酸素をできるだけ体内に留めるようにするというものです。なぜなら、酸素が体内に入り血液と混ざるには、実際にはある程度の時間が必要だからです。一部の人は酸素を吸い込んだ後、これが完了する前に吐いてしまいますが、これは非常にもったいないことです。

　このような簡単な方法だけで、私の生徒はダイエットに成功した上に、睡眠の質も向上しました。

　一年ぶりに再会した彼は、見違えるほど変わっていました。目に輝きがあり、肌艶も良く、体も引き締まり、睡眠も改善されていたのです。一体何をしてそれほど変わることができたのかと私が尋ねると、彼は「梁先生、本当にありがとう。何もかも先生に紹介してもらった深呼吸の方法のおかげです」と言いました。私がどうしてそんなに良い結果が出たのかと尋ねると、彼は「ただ、その時は既にかなりの重症だったので、とにかく頑張ってやるしかなくて、毎日２回、各15分、合計30分続けただけなんです」と言いました。

　後々考えてみると、確かにそうだと納得しました。血液中の十分な酸素は、血液中の脂肪を含む体内の脂肪を燃焼させるために、自然と痩せることができるのです。

　より良い血中酸素濃度と血液の循環は、私たちの体温を上昇させます。そして基礎体温が上昇すると、より多くの水が水蒸気になり、様々な方法で蒸発します。より多くの、より良い呼吸は血液の循環を改善し、それによって基礎代謝を向上させ、より多くの体内のゴミを体外に排出するのです。

　この方法が有効であるもう一つの重要な理由は、日中の彼の血中

59　腎臓が弱いために精力不足の症状で、具体的に半睡状態に似ている。

第３章　血の不調：循環系は体の道路網

酸素含量が増加し、全体としての血中酸素濃度も比較的高い水準になったからです。夜間の睡眠時に、血中酸素濃度が一時的に低下しても、十分な余裕があったために睡眠を支えることができたのです。

このように、深呼吸はとても重要なトピックであり、前述した息の不調と一貫しています。なぜなら、それらは一体のものだからです。

■軽い断食で血液の質を改善する

二つ目の血液の質を改善するもう一つの効果的な方法は、軽い断食です。まず、栄養過多の問題、特に糖質代謝過多の問題について述べます。『冬呉相対性理論』(元フェニックス衛星テレビの司会者、本書の著者である梁冬と「21世紀ビジネスレビュー」発行人である呉伯凡氏が共同司会を務めるビジネストークショーのテレビ番組) で話し合ったことがありますが、50年前や100年前に比べて、人類全体が摂取している糖分は８〜10倍に増加しています。これはアメリカの砂糖業協会が大きく関係しており、彼らはたくさんの糖類食品を食べることが体に良いと人々に伝えてきました。もちろん、どの食品協会も食品添加物の増加を推進する広報戦略を採用しています。

全体的に見て、私たちの糖分の摂取量は増加しています。過剰な糖分は体に吸収されず、脂肪となって体に蓄積されます。そして、この脂肪は皮下だけでなく、肝臓にも蓄積されて脂肪肝となり、また血液に混じって血中の脂肪含有量の増加を引き起こします。

したがって、糖質や脂っこい食品を減らすこと、そして軽い断食を定期的に行うことは、睡眠の質を改善するのに大変役立ちます。

定期的に軽い断食を行うことは、体内の血中脂質やその他の場所の脂肪をケトンに変えて消費するのに非常に効果的です。私も実際に自分で検証してみたことがありますが、長期間にわたる断食はお勧めしません。週に２回の夜食を抜く、あるいは野菜だけを食べることは容易にできますし、それほど苦痛ではありません。２〜３ヶ月に１〜２日間、血糖値の正確なモニタリングのもとで、水を飲

んで深呼吸をしながら断食を行うことは、血中酸素濃度の安定を維持しながら、血中脂質を効果的に下げることができるとても良い方法です。

　過去の軽い断食訓練において、私たちはいくつかのテストを行いましたが、2、3日の軽い断食の後、多くの患者の血中脂質含有量、血圧、血糖、血液粘度はすべて顕著に改善しました。キーポイントは、断食の後、腸もすっきりとしたことです。ただし、腸がすっきりした直後に再び食事を再開する際には、高タンパク質と高脂肪の食品をすぐにたくさん摂取しすぎないように注意しなければなりません。腸内細菌を作り直すのに時間が必要で、そうしないと努力が水の泡になってしまうかうです。そのため、軽い断食後の3～5日間は、食事をしっかりとコントロールし、腸内細菌が徐々にバランスを取り戻せるように、低油、低糖質の食事を取ることが秘訣です。その後は、もういつも通りに食事をしても大丈夫です。

　私は今年この方法を2回試した後、今年、一昨年、去年の自分と比べて大きな変化があったことに気づきました。全体の姿も大きく変わりました。数年前に受けたインタビュー時の写真と、この1～2年の写真、例えば「ヒマラヤ」（Shanghai Zhendai Himalaya Network Technology Co.,Ltd. が2013年3月に開始したオンラインオーディオ共有プラットフォーム）に掲載されたものを比較してみればわかりやすいです。私自身でもはっきりとわかります。

■入浴と日光浴は体の循環を改善する

　三つ目の効果的な血液の改善方法は、とてもリラックスできて快適なことです――それは、お風呂、特に温泉に入ることです。聞くところによると、日本にはこんな実験があります。地方の村のおばあさんたちは、ある年齢になると夜中に目が覚めるようになり、睡眠が悪くなるということがありました。研究者は、それは彼女たちの水分の代謝が低下したためだと考えました。その村にはちょうど温泉があり、おばあさんたちに午後5時から7時に温泉に入って

第3章　血の不調：循環系は体の道路網

もらうことにしました。温泉に入ると汗をかくので、水分の代謝ができます。そしてお湯から出た後には、乾いたタオルで体を強めに拭き、肌を隅々まで乾かします。

このような温泉の入り方をすると、私たちの微循環を非常に効果的に改善できます。温泉の湯にミネラルが含まれていればさらに良く、温泉に浸かっている間に、皮膚が体に良いミネラルを吸収し、体の循環をよくしてくれるからです。

温泉が苦手な人も多いかもしれませんが、代わりの方法として日光浴があります。日光浴については長い間観察してきましたが、多くの若いサラリーマンが不眠症に悩んでいることが分かりました。それは彼らが日中に車で通勤したり、オフィスでエアコンの下で過ごしたりして、一日中日光に当たることがないからです。そして仕事が終わる頃には日が暮れてしまうので、そのまま帰宅します。このようにして、一日中日光を浴びることがないのです。週末はゴロゴロしたり、映画を見たり、スーパーに行ったりして、日光を浴びることがありません。ですから、現代人は日光を受ける量が、両親や祖父母に比べて四分の一にも満たないでしょう。

日光浴は体表の血液循環を改善するとても有効な方法です。長期間日光を浴びることが少ないと、私たちの微小循環が滞る原因となります。もちろん、日光浴の役割はそれだけではありません。たくさんのビタミンの合成を促進することもできます。さらに、日光浴はうつ病の治療にも免疫力の向上にも役立つと多くの研究によって立証されています。

不眠については、できるだけ読者の皆さんが理解できるような常識で説明するつもりですが、皆さんにはこれら入浴や日光浴さえすれば本当に大きく改善されると認識していただければと思います。農村に行ってみればわかることですが、普段日中にたくさん日光浴をしている人たちには、不眠症に悩む人が少ないです。

ある時、農村で不眠症について話をしたら、地元の友人が「不眠症って本当にあるの？　どうして不眠になるの？」と皆驚いていま

した。しかし、現代社会では、不眠症とオフィスワーカーとの間に非常に高い関連性があることが分かっています。また、経済が発展している地域ほど、不眠症の割合が高くなります。例えば、アメリカの不眠症率は中国より高いです。インターネット関連業界やオフィスワーカーは、肉体労働者より不眠率が高く、その背景には単純な生活方式のズレがあることが示唆されています。

　血液を改善するには他にもたくさんの方法があります——例えば定期的に血液を検査すること、できれば定期的に食事内容を改善することです。それによって腸内細菌が改善され、血液の循環も良くなります。

　総じて言えば、血液がよりきれいになり、より活力に満ち、より多く、より良く動脈と静脈の中に流れ込み、静脈の血液がより良く戻るようになり、肺がより良く機能して血液と酸素との交換を完了し、腎臓がより有効に機能して血液の戻りを助け、血液の粘度を下げてすべての赤血球がより多くの酸素を運べるようにする……そうすれば、あなたは必ずよく眠れるようになるでしょう。

■中医学にはどんな解決方法があるか

　中医学は陰陽の観点から疾病を見るとき、20%が陰虚病であり、80%が陽虚病となります。陽虚病の中には必ず陰[60]が形成されます。食滞（ショクタイ）、痰飲（タンイン）、そして血瘀（ケッオ）などがありますが、これら三つの陰が形成される中で、血瘀は最も形成されやすいですが、最も治療が難しいです。血液循環を改善する処方として、血府逐瘀湯（ケップチクオトウ）を薦めます。これは清朝の王清任の『医林改錯（イリンカイサク）』に記載された活血化瘀[61]処方の中で最も代表的な処方で、桃紅四物湯（トウコウシモツトウ）、四逆散（シギャクサン）に牛膝（ゴシツ）、桔梗（キキョウ）を加えたものです。処方には11種類の薬があり、桃仁（トウニン）、紅花（コウカ）、当帰（トウキ）、生地黄（セイジオウ）、川芎（センキュウ）、赤芍（セキシャク）、柴胡（サイコ）、枳殻（キコク）、甘草（カンゾウ）、牛膝、桔梗が含まれます。

60　陰陽の一部で、冷、静、休養、受容性などを象徴する。
61　血の循環を促進し、血の滞り（瘀血）を解消すること。

君薬（病気を治す主薬）：桃仁は乾燥した熱を和らげて血の流れ
を良くする効果があり、紅花は血の流れを促進し、滞った血を取り
除き、痛みを和らげます。共に君薬となります。

　臣薬（主薬を助ける薬）：赤芍と川芎は、主薬の血の流れを促進し、
滞った血を取り除く助けをします。牛膝は血に作用して下へと移動
し、滞った血を取り除き、血管をスムーズにします。さらに、滞っ
た血を下方へ移動させて、胸の中で血の滞りを防ぎ、滞った熱が上
方へ逆流することを防ぎます。血の滞りを治療するには、血を動か
す薬だけでなく、血を冷やして養う薬も加える必要があり、血が減
るのを防ぎます。

　生地黄は寒の性質を持ち、甘い味があり、熱を清め血を冷やし、
陰を養い血を養う働きがあります。生地黄は当帰と合わせて血を養
いながら滞った血を取り除きますが、体の正気を損なうことはあり
ません。生地黄と赤芍を組み合わせると、熱を清め血を冷やすだけ
でなく、滞った熱を清めます。これら三つを組み合わせると、血を
養い陰を益し、熱を清め血の流れを良くすることができます。とも
に臣薬となります。

　佐薬（補佐役の薬）：桔梗、柴胡、牛膝、枳殻はこの処方の中で
特に注目すべき組み合わせです。二つの薬の組み合わせが上下に働
きかけ、滞った血を取り除き、気血の上昇と下行を整えて適切な場
所に導きます。

　桔梗と柴胡は体の上部に作用し、牛膝と枳殻は下部に作用します。
桔梗と枳殻の組み合わせは、上昇と下降を通じて胸を広げ、気を整
えることができ、桔梗はさらに薬を胸の中へ運ぶ役割を果たします。

　使薬（使役の薬）：甘草は薬を調合する働きがあります。各薬は
協力し合って、血が活力に満ち、瘀血が解き放たれ、気が巡るよう
に働くことで、すべての症状は自然に消え去ります。

　血府逐瘀湯は、気の流れを整え血を活発にする処方であり、血の
滞りを解消し痛みを止める効果があります。現代の薬理学の研究に
よると、この処方は血液の流れや微小循環を改善し、血管を広げて

血が不足している器官への供給を増やすことができます。その結果、心臓の筋肉が十分な血液を得られずに起こる心筋虚血の症状を軽減し、心筋虚血の範囲や心筋梗塞の範囲を小さくして、狭心症の症状を和らげることができるとされています。

■血液を健康に保つため、二酸化炭素の摂取を減らす

　話を終える前に、もう一つ大切な話題を思い出しました。それは人々の食生活に関連するもので、炭酸飲料についてです。

　王唯工教授が私の取材に応じた際に、私はあることに気づきました。ダイエットコーラやいわゆる低カロリーのコカ・コーラが、肥満を引き起こす確率が、通常のコーラとほぼ同じだということです。フランスでは多くの人がワインを飲んでいますが、そのカロリーはダイエットコーラよりはるかに高いにもかかわらず、なぜフランス人は一般的に痩せているのでしょうか？　世界で最も太っている国、ドイツとアメリカでは、国民が炭酸飲料を飲む習慣があります。ビールには炭酸が含まれており、コーラにも炭酸が含まれています。

　そのため王教授は、実は二酸化炭素こそが肥満の本当の原因なのではないかと考えました。二酸化炭素は体の中で水と化合して炭酸になりますが、この炭酸は体を腐食させます。その結果、体は自身を保護するためのメカニズムを作動させ、脂肪を使って炭酸を包み込むようにするのです。

　実際の生活でも気づいたことですが、私の友人の例を挙げると、日常的にあっさりした食事をしているにもかかわらず、コーラを好んで飲んでいたために太ってしまったということがあります。

　さらに、私たちの体の中で、二酸化炭素は水に溶け、細胞間を自由に行き来することができます。二酸化炭素の濃度が増えると、酸素の濃度が低下します。そのため、時には二酸化炭素の割合を減らすだけで、酸素の割合を上げることが可能になります。

　王教授は指摘します。「多くの人々が、ニコチンが含まれていないタバコを吸いますが、燃焼したものである限り、体に悪い影響を

与えます。それに、その真の影響は肺にあるわけではありません。多くの受動喫煙者が肺に問題を抱える一方で、喫煙者にとって最初に問題となるのは胃なのです。

喫煙時に口から吸い込むのは、燃焼した二酸化炭素です。紙やタバコが燃焼すると二酸化炭素が生じ、これがフィルターを通じて胃に吸い込まれます。胃内の二酸化炭素濃度が高くなると、胃の生態に影響を及ぼし、それによって全体の腸の生態、腸内細菌全体の生態にまで影響を及ぼします。これらの影響はb血液の質を低下させます」。

王教授の話を聞いて、こんな常識に、どうして私はこれまで気づかなかったのかと思いました。続けて王教授は、「実は多くの人は健康問題を理解するためには、かなり専門的な知識が必要だと考えがちですが、それは誤解です」と言いました。

ウォーレン・バフェット氏（WarrenEdwardBuffett）が著書『ザ・スノーボール：Warren Buffett and the Business of Life』（Alice Schroeder 著）で述べているように、人は中学校レベルくらいの数学の能力があれば投資をすることができます。重要なのは常識をどう使うかであり、この常識は深い思考を通じて得られる、長持ちする常識です。ですから、ここで話しているのは、皆が知るべき、そして知ることができる常識なのです。

私がウォーレン・バフェットやチャーリー・マンガー（Charles Thomas Munge）を尊敬している主な理由は、彼らが常に常識的な言葉を使って大切なことを伝えてくれるからです。彼らの書籍を読むと、専門用語やショートセリング、空売り、ポジション、ポテンシャルなど、多くの株式評論家が好んで使う用語はほとんど見られません。彼らの話し方は非常にシンプルです。キャッシュフロー、収益コスト、持続可能な能力など、どんな普通の人にも理解できることです。

したがって、血液の質を改善することも同様です。もし私たちがこれまで挙げたことを実行できて、それでも血液の質が悪かったのなら、それは他の原因によるものかもしれません。その場合は医師の診

察を受けることをお勧めします。もし私がこれまで挙げたこれらの方法を実行されないのでしたら、よりハイテクな手段で血液の質の改善を試みたり、もしくは他の薬を服用したりする必要がありますが、逆に骨が折れるだけで大した効果は得られないかもしれません。

　ここに挙げた方法は、コストがほとんどかからないため、大抵のビジネス機関は教えてくれません。儲からないからです。

■定期的な献血は血液の循環に役立つ

　この章で私たちは血液循環について話してきましたが、あなたはそれが実際には呼吸、脾胃、消化器系、腎機能、水分代謝などに関係していることが理解できたことと思います。これらすべてが私たちの血液の質に影響を与えているわけです。

　ここで一つ面白いことを思い出しました。私は一人のベテラン痛風患者として、たくさんの痛風仲間と苦しみや楽しみを共有してきました。食事の席で痛風の人に会うと、同じ病を持つゆえの親しみを感じ、すぐに距離が縮まり、良い友人になれるのです。

　この痛風のために、多くの素晴らしい面白い友人を得ました。ただ、残念ながら、若い女性の友人が痛風になることはほとんどなく、彼女たちも私と同じように火鍋を食べ、脂肪の多い食事を楽しんでいますが、痛風になることはほとんどありません。これは彼女らのホルモンに関係していると言われています。女性が脱毛症になることはほとんどなく、女性の髪の毛が抜けるのは一度に数本で、抜けてもせいぜい薄くなる程度です。男性の場合は、髪の毛が一部分が集中して抜け、最終的には禿げ上がります。また、女性の毎月の排血メカニズムが関係しているのではないかとも言われています。彼女たちは排出する血の量にかかわらず、排出に刺激されてより多くの血が作り出され、それが血液循環の維持に役立つからです。

　このことは私に一つのヒントを与えてくれました。それは、定期的に献血をするべきではないか？という考えです。

　鼻血が頻繁に出る人がいますが、私も小さい頃、毎月定期的に一

第3章 血の不調：循環系は体の道路網

度や二度は鼻血が出ていました。最初はとても怖くて、鼻血で死ぬかもしれないとさえ思ったものです。後に鼻血が出なくなってから、痛風と血液粘度が高くなるという症状が現れました。もちろん両者が直接関連しているわけではありませんが、私はそれらが大きく関連していると感じていました。私は以前、鼻血がよく出ていた時、あまり量が多くなかったせいか鼻血が止まるとかえってスッキリした気がしていたのですが、思春期から大学、そして就職してからも定期的に鼻血が出ることがあり、同僚に「実は体の中に女性がいる男性」と言われて、とても恥ずかしい思いをしました。

テレビの生放送中に鼻血が突然出て来たらと心配してくれた上司がいました。彼は私にあるビデオを見せてくれました。それは、ある日の朝、広東のテレビ局のニュースキャスターが生放送中に突然鼻血が出始め、それを鼻水だと思って拭いたところ、顔中血だらけになってしまった、というものでした。その役員は、私の身にも同じような気まずいことが起こるのではないかと心配してくれたのでした。

そこで彼は私を広州の病院の耳鼻咽喉科に連れて行ってくれました。そこには有名な鼻血の専門医がいて、やや年配の医師でしたが、とても親切に私のことを診てくれました。彼は私の生活から仕事や給料までさまざまな話を聞きながら、さりげなくアルコールランプに火をつけました。私も別に気に留めず、検査するから鼻をこっちに見せてと言われたので、鼻を医師に向けました。そこで医師に目を閉じるように言われました。すると、突然、何かが鼻の中に入れられた感触があり、焦げ臭い匂いがしました。すぐに目を開けて見ると、医師の手には針金がありました。何をしたのかと尋ねたところ、彼は「たいしたことはない、とても小さな手術をしただけだよ」と答えました。

なんと、医師はアルコールランプで熱した針金を、私の鼻の穴に突っ込み、そこの毛細血管を全部焼き切っていたのです。それほど痛くはなかったですが、麻酔も使わずにその手術を行ったのです。

泣く間もなく手術は終わりました。手術が終わると、医師は私に

もう帰ってもいいと言いました。それ以来、鼻血は5年に一度くらいしか出なくなりました。出る量も少なく、大体は鼻が乾燥しすぎて自分で触ったりして流れ出たものです。

　鼻血が出なくなってからは、血の粘度が高くなり始めました。これに医学的な根拠があるとは言えませんし、一般的な健康問題に対する参考になるとも言えませんが、ただの自分の体験談として皆さんと共有しておきたいと思います。多くのことに関しては単純に一つの面だけから見るべきではありません。私のような体質にとっては、毎月定期的に鼻血を出すことが、非常に重要な自己調整メカニズムなのかもしれません。私たちの体は非常に賢く、知恵に満ちており、自分をより良く生きるための様々な方法を持っています。それゆえ、現在、私の息子も私の若い頃と同じようによく鼻血が出るのですが、それが自己保護のメカニズムである可能性があるため、あまりにも度を超えない限り、それが必ずしも悪いことではないから怖がる必要はないと彼に話しています。私が見ている感じでは毎月これくらいの量であれば大丈夫だと、彼に伝えて安心させています。

■血液循環を改善することは、睡眠を改善する重要な方法の一つである

　この章の冒頭で、私が手持ちの無線送信機を使って、自分の固まった赤血球をほぐした話をしました。この章の終わりに、ここではある話をして締めくくりたいと思います。

　この話は、シリコンバレーで起業し、かなりのお金を稼いだ中国系アメリカ人の話です。彼の家族には、50歳を過ぎると心臓病で亡くなるという奇妙な病気が見られました。彼は小さい頃から、両親や兄弟姉妹が60歳前に心臓病で亡くなるのを見てきました。

　そして、40代になった時、彼自身の心臓にも問題が生じたのです。自分もまもなく死ぬだろうと恐くなり、命も長くないかもしれないと感じました。そこで、会社を売り、中国に戻って様々な研究を行いました。西洋医学でも中医学でも、気功、刮痧、鍼灸、薬湯など、

第3章　血の不調：循環系は体の道路網

何でも試してみました。時には少し効果があることもありましたが、全く役に立たないこともありました。そこで彼は、そのような不確実性の中でその時が来るのを待っているわけにはいかないと考えました。そこで、不安に襲われながらも再びアメリカに戻ってこの問題についての研究を続けたのです。

　ある日、彼は偶然、ある学術論文を目にしました。それは、私たちの体が傷ついた時、例えば刃物で切られた時、脳は電気シグナルを放出し、血液やその他の機能を動員してその傷を治すというものでした。これは私たちの脳の働きです。しかし、慢性病、特に血管の慢性病は、長期的に損傷が進行しているため、脳は同じ問題に対して時間が経つにつれてシグナルを発することを徐々にやめてしまいます。

　同様に、血液の粘度が高くなり、血管の内壁の損傷といったような非常に小さくて慢性的な損傷が毎日もしくは毎時私たちの体の中で起こっていると、脳は鈍くなり、あまり大きな反応をしなくなります。これがこの論文の大まかな考え方でした。

　そこで、この友人はそのシグナルの周波数がいったいどれくらいなのかをテーマに研究を始めました。テストを繰り返した結果、脳波が出すシグナルと同じ周波数で血管の修復に使われる独特の周波数を発見したのです。興味深いことに、これによって、多くの人が心・脳血管疾患が治ると、80%以上が睡眠を改善できたということでした。私が彼に再会した時、彼はもう60歳を超えていましたが、顔の肌が赤らんで艶々としていました。もし二人で写真を撮ったら私より若く見えたことでしょう。

　これも再び私の推測を証明したといえます。多くの人の睡眠問題は、血液の質と新鮮な血液の総量と大きく関係しているということです。したがって、血液の質を改善することは、睡眠を改善する重要な方法の一つなのです。

第4章
腎の不調：中医学でいう腎は腎臓だけではない

第1節　あなたの腎気は充足しているか

■ストレスが多いのは腎気が不足している表れ

　睡眠の研究を始め、特に中医学の視点から睡眠を研究していた時、李可（中国の中医学医師）先生を含めて多くのベテラン医師に師事しました。当時私は仕事によるストレスがとても大きかったです。インターネット会社で仕事をしていたために、常にアメリカの時間に合わせなければなりませんでしたし、よく徹夜で様々な危機を処理しなくてはなりませんでした。そのような生活のために睡眠の質も非常に悪かったのです。いつも顔が黒くて腫れて太ったように見えたために、皆から「ブーちゃん」と呼ばれていました。睡眠が良くないために、次の日も常に無理をして悪循環に陥り、身体の状態を表す各指標に様々な問題が顕著に現れました。高血圧、高脂血症、高尿酸血症などです。職場の男性は接待が多いために飲み食いが原因で「三高[62]」になると大多数の人が思いがちですが、実はそうではありません。飲食だけで「三高」になるのではなく、仕事の大きなストレスが加わって初めてなるのです。それでは、人はなぜ心理的にストレスを感じるのでしょうか。

　中医学では、その重要な原因の一つは意気の不足によるものだと指摘されています。人は意気満々でやりたいことに明け暮れている時はあまりストレスを感じることがありませんが、内的な動機が外的な要求より小さくなった時にストレスを大きく感じるのです。内なる動機が外からの要求より小さい時にのみ、ストレスを感じるわけです。もし内なる動機が大きく、外に機会が与えられない時、あ

62　高血圧、高血糖、高脂血症の三つの健康リスクを指す。

なたは「憂鬱」という感覚を持つでしょう。私が初めて職場に入った頃はあまり大した仕事をする機会もなく、夢や志に胸が膨らんでいました。あの状態はまさに憂鬱と呼ぶものです。

しかし、話を戻すと、この大きなストレスは、実際には志が不足しているか、あるいは外からの要求に対して志が小さいことに原因があります。中医学の理論では、この状況をしばしば腎気が不足していることを象徴していると考えます。後に李可先生を訪ねて、この体はもうダメですと伝えたところ、「あなたの体質は悪くない、ただ腎気が少し損傷を受けているので、調整してあげましょう」と処方を出してくれました。

その時、彼が私に出した処方は、四逆湯をベースにしたものでした。私は人生で初めてこの薬を飲んだ後、夜９時には眠くてたまらなくなりましたが、次の日の朝、目覚めるととてもスッキリしていて、本当に不思議な感じがしました。ちなみに、その薬は自分で調合したもので、何が入っていたかを全て知っていたので、どうしてこんなに強い効果が得られたのかと当時は本当に驚いたものです。

この処方は、後に中医学の分野で睡眠を研究する上で一つの重要な契機となるかもしれません。

■中医学の腎

その後、李先生が『円運動の古中医学』の資料の整理に私を参加させてくれました。しかし、まだ何もしていないうちに、先輩たちがもう整理を終えていました。その資料のファイルを初めて受け取った時、それは3.5インチのフロッピーに保存されており、そのフロッピーの容量はわずか1MB以上でした。当時のコンピュータは「486」と呼ばれ、フロッピードライブを搭載していました。

その時、李先生は非常に重々しく神聖な口調で、これは私たち古代中医学派の核心的な内容だから、よく読むようにと言いましたが、私は読みましたが、理解できませんでした。

その後しばらくして、『円運動の古中医学』という本が出版され

ました。李洪淵医師が編集長を務め、孔楽凱先生、陳長青先生、呂英先生が執筆に加わり、後にそれぞれが中医の分野で著名な大家となっています。

その『円運動の古中医学』の「古方中編」では睡眠について言及されています。酸棗仁湯の使用と推論のセクションでは、胆の問題、肝の問題、血の問題について語られていますが、特に腎臓の問題が大きく取り上げられていて、全体の中の大きな部分を占めています。

その中には虎の骨を含む処方があり、これは朱丹渓（中国元時代の医師）の有名な処方で、主に年齢によるまたは早老による不眠症を専門に治すもので、この処方は、固精強腎の観点から不眠症について解説しています。現在では、この処方は既に使用されておらず、合法的に使用することもできません。しかし、処方の中の虎骨の成分を代替品に変えれば、使用可能です。

何はともあれ、この処方の基本戦略、すなわち腎機能の修復力を強化することは、私たちの研究に非常に価値があるものです。

■中医学と西洋医学における腎の概念の違い

腎臓は人体の重要な器官の一つです。西洋医学の観点から見ると、腎臓の役割は、主に体内の老廃物を排泄し、新陳代謝を促進し、体内の電解質の安定とバランスを保つことです。一方、中医学の観点からは、腎の概念はより広く、西洋医学でいう腎臓だけでなく、生殖系統、泌尿系統、造血系統、内分泌系統および物質エネルギー代謝の機能を含みます。

腎は精を貯蔵し、主に発育と生殖を司ります。生命の全過程において、腎にある精気の盛衰変化によって、生、老、病、死といった異なる生理状態を示します。

腎は水を主とし、体液を主とします。腎は全身の水分代謝を担い、バランスを維持する機能を持っています。一方、腎の陽気は胃で受け入れられ、脾で運化され、肺から下りた水液を蒸発させて清濁に分け、その清気をもって体を養い、濁気を体外に排泄します。また、

第４章　腎の不調：中医学でいう腎は腎臓だけではない

腎は膀胱と表裏一体となっており、膀胱に対する気化作用によって尿の排泄を管理します。したがって、腎にある精気の蒸発気化は、実際に全身の水分の代謝を支配しているわけです。

　腎は空気を受け入れる機能があり、肺の空気を摂取し、清い空気を吸収し濁った空気を吐き出すのを促進します。人の呼吸は肺で行われますが、吸い込んだ空気は必ず腎に導かれます。

　腎は骨を養い、骨髄を生み出します。腎にある精気には骨の成長と発育を促進する働きがあります。

　中医学では、腎病は腎陰虚と腎陽虚に大別されます。腎陰虚は、簡単に言えば、腎機能の物質的基盤の不足を指します。腎陽虚は、腎や膀胱、子宮、骨髄、脳髄などの機能及び腎の気化機能など、より広範囲で曖昧な概念を指します。

　後に、中国工程院の郭応禄氏にインタビューしたところ、彼は西洋医学の観点から腎の機能について詳細に説明してくれました。現代科学の観点から見ると、腎臓は主に泌尿器系を指し、その役割は血液の不純物を濾過し、体液と電解質のバランスを維持し、最終的に尿を生成して尿道を通じて体外に排出する役割を担っています。また、血圧を調節する内分泌機能も持っており、特殊な酵素やホルモンを分泌します。

　腎臓の血流量は全身の血流量の 20 ～ 25% を占めます。腎臓を通過すると、水や血液の 96% 以上が再び吸収されます。正常な人の尿量は一日約 1500 ミリリットルで、これが一日 4 ～ 5 回に分けて排出されます。8 回以上の排尿は頻尿と言います。腎臓を通る時、ブドウ糖やアミノ酸、ビタミン、タンパク質などはほぼ全て吸収されますが、クレアチニン、尿素、尿酸、その他の代謝物は尿と共に体外に排出されます。

　糸球体は、体にあるナトリウム、カリウム、カルシウム、マグネシウム、重炭酸、リン酸塩などの物質をほとんど回収できますが、腎臓の機能に問題が生じた場合は、これらの物質は効率的に回収さ

103

れず、かなりの部分が尿と共に排出されてしまい、さらに、タンパク質の一部も失われることになります。

第2節 腎は体全体のさまざまな指標のバランスをコントロールする上で重要な役割を果たす

■腎を補うには、まず「腎漏」を補う

　中医学では、前述した体内の物質の排出プロセスを「漏」と言います。よく人は「補」う必要があると言いますが、それは何かを追加する必要があるかのように感じます。しかし、実際には、補うことの第一の意味は、「漏れ」が多すぎるのを防ぐことなのです。鍋に例えると、まず最初に穴の空いた鍋底を修理してから初めて、水やスープを入れて料理することができます。そうしないと意味がありません。

　大部分の人が言う「補」は、ほとんど「進補」です。つまり、特別に何かを追加することです。人々はよく、ビタミンが不足している、タンパク質が不足している、アミノ酸が不足していると言って、その後食事を通じてそれらを補おうとします。しかし、そこで一つ見落としている点があります。それは、多くの人が腎の機能を補う前に、適切な調整を行っていないために、本当の「補」のプロセスを全うできていない点です。その結果、すべて「漏れ」させてしまいます。その尿を見ればわかりますが、泡ばかりで、まるで栄養豊富なビールのようです。

　この状態を中医学では「漏精」と呼び、精髄が漏れてしまうことを意味します。精髄が漏れてしまうため、血液や体内で働くための十分な量が戻ってこないため、特に様々なホルモンを分泌し、全身の各種指標のバランスをコントロールできなくなります。これらの点において、腎は非常に重要な役割を担っているのです。

■腎には重要な「蒸騰」の働きがある

　以前にも触れましたが、著名な中医学医師の倪海厦先生は、ある

第4章　腎の不調：中医学でいう腎は腎臓だけではない

学会で、「腎臓には濾過した水を分散状にして血液に供給する機能がある。これは単に水分を分散状にするだけではなく、水の分子を小さくするのだが、さらに重要なのは、水をある種の水蒸気の状態にすることだ。このような状態の水は体内で他の体液とは異なり、静脈血液の循環をよく助けるのだ」と話しました。それがつまり、中医学や道家でよく言われる「気」そのものです。

　前章でも触れましたが、その「気」は実は体の中の血液、水分、そしてリンパ液の循環を推進する原動力の一つであり、水蒸気のように下から上へと上昇します。この機能は非常に重要で、十分な水蒸気が上昇することでのみ、心臓から遠くにある水、気、血が心臓に戻るのを助けることができます。

　この水蒸気は肺に達すると、吸い込んだ冷たい空気と結びつき、冷却されてから再び降雨のように上半身の熱を下に運んでいきます。これを『道徳経』では「人法地、地法天、天法道、道法自然」（人が地に従い、地が天に従い、天が道に従って、道が自然に従う）と表現します。人の体は大地のようなものです。そのため、『円運動の古中医学』では、膀胱のこの機能を「太陽寒水」と呼んでいます。

　以前、私はこの「太陽寒水」という言葉がよく分かりませんでした。「太陽寒水」とは、陽気が水を加熱し蒸発させた後、水から水蒸気に変わることを意味します。この過程で陽気が水を加熱することを簡潔に「太陽寒水」と呼びます。そのため、上部が火照る人は、上昇した水蒸気が不足し、さらに吸い込まれた冷たい空気が十分でないため、心や咽喉、顔の熱を効果的に下に引き下げることができず、火照りが生じるのです。

　なぜ肺が「肺主粛降（主に降下を司る）」と言われるのでしょうか、それは実は肺に機水蒸気を凝縮する働きがあるからです。これはエアコンで冷却水が上から下へと流れるように、人の上半身の熱を下へと伝えます。そのため、腎機能が悪い人ほど、よく歯茎の腫れや痛み、鼻血、顔の吹き出物、目尻が赤み、高血圧など、いわゆる「熱象」と呼ばれる症状が見られます。

私が医学を学ぶ過程で、李可先生が繰り返し強調したことがあります。それは、多くの火は虚火に属しており、原因はそれが本当の意味では熱を受けて生じたものではなく、ただその熱が下に移動できないために生じたものだということです。表面的な原因は肺機能の低下ですが、根本的な原因は腎機能の低下にあります。

　凝縮メカニズムで影響を受けない場合、その問題は本質的に上昇する水蒸気が少なすぎることに起因します。水蒸気が上昇する量が少なくなると、凝縮されて下降する冷たい水も少なくなります。肺が冷たい空気を吸い込んで凝縮水を形成し、筋肉や筋膜の間で層ごとに下へ浸透する過程で、効果的に上へ蒸発しないと、以下の二つの状況が生じてしまいます。座っていることが多い人は陰部がじめじめしてかゆくなります。立っていることが多い人、または歩くことが多い人は、その水がさらに下へ流れ、足が腫れたり、水虫になったりするわけです。

■特定の症状は特定の経絡に対応する

　特に興味深いことに、水虫に悩まされたことがある人たちの中で共通する奇妙な経験があります。水虫は細菌が原因だと誰もが認めますが、なぜ細菌が両足に同じように存在しているのに、右足が左足よりかゆいのでしょうか？　これは理にかなっていません。

　また、時には足の指の間が特にかゆくなったり、足の裏が特にかゆくなったり、かかとが特にかゆくなったり、足の内側が特にかゆくなったり、時には足の外側が特にかゆくなることがあります。理論上では、細菌は足全体に同じように分布しているはずで、湿っていればどこも湿っているはずですが、どうして一箇所だけが特別にかゆくなるのでしょうか？

　実は、それは、経絡が通じていないからです。経絡図を購入して見ればわかりますが、足の内側は通常脾経が通る道です。脾経が通じていない、または通じる状態から通じない状態へと変わる過程にある場合、足の内側がかゆくなります。これは、気血が通じていな

第4章　腎の不調：中医学でいう腎は腎臓だけではない

いことが原因です。

　中医学の観点から言えば、かゆみは小さな痛みであり、笑うことが半分泣くことであるようなものです。例えば、父親が子どもを空高く投げ上げて、落ちてくるのを受け止めたとき、子どもは突然笑い出します。それは、哲学的に言えば、恐怖による泣きですが、泣きそうになる瞬間に解放されるため、笑いは小さな泣きと呼ばれるのです。同様に、かゆみはまだ痛みに至っていない少しの痛みの状態であり、道教ではそれを「小さな痛み」と呼びます。

　かゆみを「小さな痛み」と呼ぶなら、どうして痛むのでしょうか？中医学では「痛いことは通じないことであり、通じないと痛む」と言われます。完全に通じていないわけでも、完全に塞がっているわけでもないので、非常に痛いわけではなく、少し痛い、つまりかゆいのです。脾経が通じず、湿気が詰まっていると、足の内側がかゆくなります。かかとがかゆいなら腎経と膀胱経が通じていないからであり、足の指がかゆいなら胃経が通じていないためで、足の裏がかゆいなら膀胱経と腎経が通じていないためです。さらに、足の外側がかゆいなら胆経が通じていないためということになります。

　私は先生との臨床研修中に、湿気が重い人にはほとんど水虫があり、皆かゆみの問題を抱えていることに気づきました。その時、同じ湿度で細菌が均等に分布しているはずなのに、なぜ特定の場所がかゆく、隣の場所がかゆくないのかと疑問に思ったのです。

　この問題を提起した時、先生は「注意深く観察すればみな学問になる」と褒めてくれました。足のかゆみという小さなことの背後には、実は深い経絡の知識が含まれているのです。

　簡単に言えば、腎臓にはいくつかの主要な機能があります。

　1. 精気を蓄え、人体の生殖、造血、発育成長、病邪への防衛のための物質的基盤を築きます。

　2. 体内の水分の代謝をバランスよく保ち、膀胱と協力して尿を

107

排泄します。

3. 気を受け入れ、呼吸運動を調整します。

4. 骨を養い、骨髄を生じさせ、脳の知性を養います。

5. 髪の毛の成長を促進します。

6. 腎気は耳と通じ、聴力を制御します。

7. 二つの陰部（生殖器と排泄器）の開閉を制御します。

第3節　腎が弱いと、全身の機能が悪くなる

■腎虚は人に湿気を多くもたらし気の不足を引き起こす

話は戻りますが、なぜこれらの水蒸気は下降中に蒸発して戻ることができないのでしょうか？

それは腎機能が悪いためであり、本来体内で変化して利用されるはずの水が効果的に再吸収されないからです。体内で吸収されなければ水蒸気となって体外に排出することもできないと、中医学の医師がいう「湿気」の状態となり、体の各経絡に分散して停滞します。もっと標準的な言い方をすると、それは異なる筋肉や組織液の中に停滞するということです。

異なる筋肉や部位は中医学の経絡に対応しており、特定の症状が現れます。つまり、特定の部位、特定の筋肉には常に特定の経絡が通っているので、しびれ、痛み、腫れ、かゆみ、あざやその他さまざまな状況について、筋肉、筋膜、骨格の次元だけでなく、経絡という次元で問題を観察することもできるのです。

腎虚は、私たちが先ほど述べた問題を引き起こします。第一の状況では、腎をよく制御できなかった人は、うまく尿を排出することができません。言い換えると、水をうまく排出することができないのです。そのために、水腫[63] ができてしまいます。もう一つの状況は頻尿であり、これも腎機能の異常の表れです。

63　体内に余分な水分が溜まり、組織が腫れる状態。中医学では、脾の機能低下や腎の機能不全が原因とされることが多い。

第4章　腎の不調：中医学でいう腎は腎臓だけではない

　これら2つの問題は、さらに2つの異なる問題を引き起こします。効果的に排出できない場合、体内に湿気が溜まり、過剰に排泄すると体内の水分が不足する、つまり気の不足が生じます。また、腎臓が水を原尿に変え、その原尿の大部分が再び静脈に戻って体に吸収され、一部が膀胱に入るため、このプロセスのバランスが狂ってしまうと、より多くの必要な物質が体外に流出することになります。

　さらに、現代医学では、腎臓の機能が全身の電解質バランスや酸・アルカリバランスにも大きな影響を与えることが明らかになっています。

■睡眠の不良と生殖機能の低下

　もう一つ、中医学の観点から見ると、腎が損なわれると生殖機能の低下が引き起こされます。これは中年の多くの人が日常的に経験することです。腎気が不足すると睡眠の質が悪くなり、朝起きたときに「元気がない」状態になります。これは睡眠の不良、または腎機能が弱いことの表れでしょうか？

　実際、睡眠の不良と「元気がない」状態には相関関係はありますが、因果関係はありません。共通の原因は腎機能が悪いことです。

　多くの人が睡眠の不良のために「元気がない」と思っていますが、実際は腎気が不足している、つまり腎機能が悪いためです。

　通常、腎虚による不眠症の患者は、耳鳴り、白髪、枯れや脱毛などの症状を伴います。その時に腎臓の位置に手を当てると、その温度が通常より低いことが多いですが、これは腎臓の活力が低下しているためです。

　例えば、自分の腎臓の位置を手で触ったとき、手のほうが熱いと感じる場合、腎臓の温度が低いことを意味します。腎臓が熱かったら手は熱いと感じません。いわゆる「比較しないと分からない」です。両方の腎臓の位置を手で触ったときにその熱が伝わるのを心地よく感じる場合、腎虚が始まっていることを示しています。

　私は息子の腎臓の位置を手で触ってみると、手の温度と腎臓の温度は同じでした。しかし、一般的に中年の人が自分の腎臓に触ると、手の方が少し熱く、腎臓の方がやや冷たく感じられます。これは、

はっきりわかるでしょう？

■健康法 TIPS：
自己の熱伝導

　ある種の健康法では、手をこすり合わせて温めた後、その温かい手で自分の腎臓を温める方法があります。このやり方はエコロジカルであり、水火既済[64]の働きがあるため、特に効果的です。なぜなら、手のひらの中心は手厥陰心包経[65]の位置にあり、手のひらの労宮穴は手厥陰心包経上のツボとなっているからです。腎気が不足すると心の火が収まらず、高血圧の前兆となる場合があります。それゆえ、高血圧の人は手のひらの中央または上半身の温度が比較的高い傾向があります。

　したがって、自分の上半身の熱を体の外部で下半身と交流させることも、自身の水火相済と言えます。実際に最適な方法の一つは、冗談のように聞こえるかもしれませんが、就寝前に自分の手のひらで足の裏をこすることです。この行為は本質的に水火既済であり、自分の心の火と腎の水を調和させる働きがあるのです。しかし、この動作を長く続けるのは疲れるため、持続が難しいという点もあります。

■臓腑に影響する熱の循環

　腎臓が弱くなると、その働きが不十分になり、血流の速度が低下し、処理能力や機能も衰え、体温が下がり、下腹部の状態にも変化が生じます。腎臓の前半部分は腸と相互に影響を与え合いますが、腎臓が冷えて下腹部を冷やす場合もあれば、逆に下腹部、つまり丹田付近の腸の温度が低くて腎を冷やす場合もあります。臨床では、このような現象をどのように解釈するのでしょうか。

　中医学では、胃気の下降は重要な熱の伝達方法です。私たちの上半身の熱は、水を通じて下へと移動する以外に、中央にある食道を通じて徐々に下へと下降することも可能です。

64　中医学における陰陽のバランスが適切に達成された状態を意味する。
65　心臓と密接に関連した経絡で、心の機能と情緒状態に影響を与える。

第４章　腎の不調：中医学でいう腎は腎臓だけではない

　西洋医学を学ぶ多くの友人と話をした時、中医学は根拠がないとからかわれることがありますが、私は、中医学の理論を使わずになぜそんなに近い場所で大きな温度差が生じるのかを説明するのは難しいと反論しました。同じ手で全体の表面の皮膚を触診すると、部分的にかなりの温度差があることが分かります。

　五行では「金生水」と言います。肺経では「天一生水」から天水が生まれ、大腸経も腎の熱を発生させます。しかし、大腸が十分に温かくないと、腎の温度が下がります。そのため、経験豊富な中医学の医師は、腎を治療する際に直接腎の病に対する薬を処方するのではなく、まず患者の丹田を触ります。もし冷たければ、すぐに丹田に灸を施します。腸が温まると、腎気も向上するのです。

　下腹部の奥が大腸であり、大腸の温度が低い人は便が柔らかくなることがあります。何年か前に徐文兵先生に「黄帝内経」について尋ねた時、彼は非常に象徴的な比喩で、「黄金」は大腸に溜まっており、温度が低すぎるとその水分を乾燥させることができず、結果として出てくる便は柔らかくなるが、温度が高い場合は良い。」と話しました。つまり、温度が十分に高ければ微循環が改善され、水分を乾燥させる効果も良くなり、便も形成しやすくなるわけです。

■ TIPS：
下痢をどうやって治すか

　軟便や下痢を治すために、附子理中湯という漢方薬の処方があります。この処方には四逆湯の成分に加えて、体を潤して水分のバランスを整える白朮や、気を補って脾臓の機能を強くする人参が含まれています。そのため、四逆湯よりも治療の範囲が広く、特に陽気の不足や陰気が過剰であることが原因で引き起こされる病気に対して有効です。このような状態の人は寒さを感じやすく、特にお腹が冷えやすい傾向にあります。お腹の虚寒によって下痢を引き起こすことが多いため、附子を使って脾胃の陽気を強化し、冷気を取り除くことを目的とします。

また、「五更瀉」という特別なタイプの下痢があります。これは、朝起きてすぐに下痢をする状態を指します。ひどい場合は、朝5時に目が覚めてすぐにトイレに駆け込む必要があります。これは脾腎陽虚[66]によるものです。早朝の下痢が長引く場合は、附子理中湯を使うと、体を温め、全体的な体力を向上させることができます。

続いて、腎臓と大腸の間の位置を観察すると、現代医学で一般的に認識されているさまざまな関連以外にも、見落とされがちな関連があります。それは温度の伝達です。大腸の温度が下がると、それに伴って腎臓の温度も下がり、逆に腎臓の温度が下がると、腸の温度もそれに伴って下がることがあります。これらは相互に影響を及ぼし合っているのです。

中国人は通常、足だけをお湯に浸します。足首より下だけをお湯につけ、足首から上は浸からないようにします。しかし、それは適切ではありません。浸かるなら湯船の中で座って、お腹から上の部分も浸かるべきで、その際は、心臓までは浸からないようにする必要です。その理由は、心臓まで浸かると高血圧の原因になり得るからです。湯船の中で座るとお湯の熱さで下肢の温度を改善することができます。それだけでなく、この入浴方法により、腎臓、大腸、太もも、ふくらはぎ、足の血流なども改善できます。

しかし、非常に大切なステップが一つあり、補足説明が必要です。それは、お風呂に入った後は、必ず乾いたタオルで肌を完全に拭き取ることです。なぜなら、水分が拭き取られずに皮膚に染み込んでしまうと、肌表面で気化した水が多くの熱を消費するため、入浴で得た熱が失われるからです。血流が改善されると、血液がまんべんなく行き渡り、上半身から下半身への血液の流れを促進します。

現代の多くの人は運動をあまりしない一方で、話すことや考えること、面白いものを見ることが好きで、イライラすることも少なくなく、絶えず何かを食べています。これらすべてが気血を必要とし、エネルギーと栄養を必要とするため、血液は上半身に偏在しがちです。

66　中医学で脾と腎の陽のエネルギーが不足している状態。

第４章　腎の不調：中医学でいう腎は腎臓だけではない

　中医学では、このような状態の人を「上下不通」と言い、つまり
上半身が熱く下半身が冷たく感じることを意味します。身体の横隔
膜より下は冷たく、横隔膜より上は熱を持っていると考えられてい
ます。このような中医学の古典的な説明を抜きにして物理的な観点
から見ても、血液の分布と循環を改善することは、この状態を改善
するのに役立ちます。

　これが、多くの人々が就寝前に足や太ももをお湯に浸したり、あ
るいはお風呂に入ったりするとよく眠れる理由です。なぜなら、そ
の時には血液が体の下部へと引き寄せられるからです。また、多く
の人が足の裏に温湿布を貼ったり灸をすえたりするのも同じ原理で
す。そうすることで、気血を下へと引き下げることができるのです。

　以前、中里巴人[67]さんの不眠症の治療に関する講演を聞いたこと
があります。彼は「金鶏独立[68]」の姿勢を取ることで不眠症の問題
を改善できると提案しました。私はその原理を長い間理解できな
かったのですが、今振り返ってみると、実は先ほど述べた原理と全
く同じであることがわかります。私たちは片足で立っている時、そ
の立っている足に意識を集中させます。

　カンフーを稽古している人なら、「意到気到」という言葉をよく
知っているでしょう。これは、意識の向かう方向に気血も流れると
いうことを意味します。そのため、意識を足に集中させ続けること
で、気血も下の方に流れていきます。気血が足に向かって流れると、
上半身に溜まった血が減少し、上半身の興奮を抑え、下半身の循環
を良くすることができるのです。

　よく知られていることですが、夜中の睡眠中、体内の血液の大部
分がきちんと戻ってきて、より効率的に肝臓を通過して、きれいに
処理されることが重要です。体にとっては、これが血を浄化する簡
単な方法の一つです。また、肝臓は体内で最大の解毒器官であり、
体内で生成された毒素や廃棄物、さらに体外から摂取されたもの、

67　本名は鄭幅中。北京中医協会理事。著書《求医不如求己》シリーズがベストセラー。
68　武術や気功のポーズの一つで、バランスと集中力を養う。

113

特に大量の薬物なども肝臓による解毒が必要であることも知られています。

　夜、寝ている時、血液が横隔膜より上の部分から内臓、特に肝臓や腎臓に適切に戻ることができれば、血液はより清潔になるでしょう。少し想像してみてください。夜中の睡眠中に体が行う二つの重要なことを。

　一つ目の重要なことは、脳が睡眠中に日中の脳細胞の活動によって生じたゴミ、特にアミロイドが脳脊髄液と共に脳から流れ出させるプロセスです。睡眠中に細胞と細胞の間が緩くなって初めて流れ出てリンパや血液循環系に入り、最終的に体外に排出されます。眠らなかった場合、これらのゴミは脳内に留まり、βアミロイドとして沈着し、アルツハイマー病の形成に関わってきます。

　同時に発生する二つ目のこととは、夜中、血液が脳や上半身、体表から肝臓や腎臓へ戻ることです。腎臓に十分な血液が流れると、腎臓はより良く機能します。腎気が強ければ、血液中の約99％の水分は腎臓を通過する際に再び吸収されるため、尿は少なくなります。しかし、この機能が悪化した場合、多くの尿が膀胱に直接流れ込んでしまいます。

　そのため、腎気が衰えた高齢者の中には頻尿や夜間排尿の問題が見られます。私は道家の功法を練習する人たちがいくつかの奇妙な動作をしていることに気づきました。腰を振る、尻を持ち上げるなどで、これらの動作には、腎臓とその周辺の筋肉を鍛えるという大切な働きがあります。

　例えば、稽古をする際、以下のような動作をします。顔とお腹を壁につけて、上下に動かします。これは、外からの力で腎臓に圧力をかけ、腎臓に運動させることを意味します。中医学の観点からは、腎を補うことは腎臓を補うことに留まらず、腎機能の調整を通じて骨髄の造血機能を強化することも意味します。私たちは皆、一定の年齢に達すると新鮮な血液が主に骨髄で生成されることを知っていますが、腎もこのプロセスに重要な役割を果たしているのです。

第4章　腎の不調：中医学でいう腎は腎臓だけではない

■腎を補うことで呼吸を改善できる

　古い医学の本に、人が無呼吸であるかどうかを判断する際、二つの状況を区別すべきだと記されています。一つ目は、吸い込む時に詰まり、吐き出せない場合で、二つ目は、吐き出した後に詰まり、空気を吸い込めない場合です。吐き出せないのは主に心肺の問題で、吸い込めないのは主に腎の問題です。つまり、いびきや無呼吸の問題を一括りに考えるのではなく、吸えないのか吐けないのかによって治療法が異なるということです。

　中医学では、吸い込めない問題は腎気の問題と見なされます。これは、腎に気が充分に受け入れられないことに起因すると考えられています。西洋医学では異なる解釈があるかもしれませんが、具体的な原因を探るよりも、問題に対する視野を広げ、中医学の腎を補う方法を通じて呼吸機能が実際に改善できるかどうかを検証することが重要だと思います。この10年間、正安中医の12の診療所でたくさんのケースを見てきましたが、腎を補うことで睡眠時の呼吸機能が改善されるケースがよくありました。

　腎臓の問題で不眠症が起こる場合、通常、以下のようないくつかの症状が伴います。一つ目は浮腫で、特にまぶたと足首に明らかなものが見られます。二つ目は高血圧で、三つ目は腰やお腹の痛みです。四つ目は血尿、五つ目は蛋白尿で、ビールのように泡立った尿が出ます。六つ目は尿路感染で、七つ目は尿が異様に黄色く、排尿をするとヒリヒリと痛みます。八つ目は排尿しづらいこと、九つ目は尿の量が急に増えたり減ったりするか、または急に夜間に尿意で目が覚めるなどです。

　先ほど触れたように、ベテランの中医学医師は、これらの症状は腎虚、すなわち腎機能の低下が原因であると考えます。腎虚には腎陰虚、腎陽虚、または陰陽両虚の状態があります。腎陰虚とは、腎が必要とする物質が不足している状態です。通常、人が不通に食事をしていれば、それらの物質が不足することはありません。唯一の

115

可能性は前述の「漏れ」です。また、腎陽虚は、腎の働きが十分に力強くないことを指します。腎気が過剰な状態は、少年少女を除き、一般的には見られません。もし腎の働きが強すぎる場合、それは逆に亢進状態の腎陰虚の表れである可能性があります。

■ TIPS：
腎臓は赤血球の数を変えることができる

　2019年のノーベル生理学または医学賞は、アメリカのジョンズ・ホプキンズ大学のグレッグ・セメンザ氏、イギリスのオックスフォード大学のピーター・ラトクリフ氏、そしてアメリカのハーバード大学のウィリアム・ケーリン氏に授与されました。

　このノーベル賞授与は、人間を含むほとんどの動物がどのようにして酸素不足を感知し、赤血球を増やすことで酸素不足状態を改善し始めるのかという原理を明らかにした功績に対するものです。酸素感知機能は、エリスロポエチン（EPO）を生産する腎臓細胞だけでなく、人体のほぼすべての組織に存在していることが研究によって明らかになりました。これにより、体全体が体内の酸素状態を感知することができるのです。そして、腎臓にエリスロポエチンを分泌させ、骨髄で造血作業を行うように「知らせる」ことができるようになりました。したがって、夜間に睡眠中に酸素不足になると、体はまずこの補償メカニズムを起動します。これは、一部の人がすでに無呼吸状態にあっても血中酸素濃度の変化がそれほどない理由の一つです。

　これに対して、酸素不足の際に赤血球を増やすと、それが長期化した場合、血液がドロドロになるかもしれないという可能性が考えられます。血液を顕微鏡で見ると、一部の人々の血液には赤血球が多く、表面と裏面がくっついた一つの塊となっていることがあります。赤血球は両面がくぼんだ楕円形で、酸素をより多く取り込むことができるようになっています。赤血球の約90％はヘモグロビンでできており、肺胞から酸素を受け取り、全身に運んで物質の交換を行います。しかし、これらがくっつくと、その能力が低下します。

第4章　腎の不調：中医学でいう腎は腎臓だけではない

この場合、単に赤血球を補充するだけでは、最善の酸素供給方法とは言えません。灸や刮痧、叩くなどの中医学の治療法を行った後、再び血液の様子を見ると、ある程度の改善が見られます。

　もちろん、赤血球の酸素運搬能力が低下する理由として、自身のヘモグロビンの質に問題がある可能性もあります。具体的な治療を行う前には、やはり医師に診てもらうことが大切です。

　まとめると、健康な腎臓は赤血球の数を調節する働きがありますが、過度に補償機能を発動すると体に新たな問題を引き起こす可能性があるということです。体の変化を観察し、関連する治療法についてできるだけたくさん学ぶことをお勧めします。次節では、腎を強化する方法について詳しく説明しましょう。

■赤血球の状態を識別するための豆知識です：
　● 新鮮な赤血球の単体は黄緑色です。
　● 多くの赤血球が重なると、濃い赤色に見えます。
　● 酸素を運搬している赤血球は鮮やかな赤色に見えます。
　● 二酸化炭素を運搬していると暗い紫色に見えます。

第4節　腎を強くする方法

■いくつかの食事療法

『円運動の古中医学』には、腎陰を滋養するための処方が記載されており、それはナマコを使って豚肉を煮込むもので、大いに腎陰を補います。特にナマコはとても不思議なものです。私はカナダで北極海から取り上げられたナマコを見たことがありますが、その形はグロテスクで、人を驚かせるものでした。

　また、肉蓯蓉というもう一つの腎を補う絶品があります。私は新疆の薬用酒の店でこれを使って薬酒を作る様子を見たことがありますが、何と言うことでしょう、まるで完全な形をした植物の陰茎のようだったのです。多くの人が、このような象徴的な考え方をから

117

かい、形に基づく意味づけを信頼しません。しかし、以前新疆を訪れた時、現地のガイドがこのような冗談を言っていました。「この肉蓰蓉は、男性が食べれば女性が持ち堪えられず、女性が食べれば男性が持ち堪えられず、男女ともに食べれば、ベッドが持ち堪えられない」。その時は大笑いしましたが、私は少し下品に感じました。しかし、同行した数人の友人がその夜、肉蓰蓉を使ったお酒を飲んだ後、体が熱くなり、非常に興奮した状態になったのです。その後、皆、肉蓰蓉を敬遠するようになりました。

他にも腎を補う食材として牛骨髄があります。これは腎を補い、骨髄を養う働きがあり、『本草綱目[69]』ではその効果について「肺を潤し腎を補い、肌を滋養し顔色を艶やかにする」と記述されています。これは特に腎虚で痩せて精血[70]が損なわれた人に良いとされています。

羊の骨にも同様の効果があります。特に羊の脊髄です。若い頃、北京に初めて勉強しに来た時、街中で多くの「羊の脊髄」の看板を目にしました。『本草綱目』には、羊の背骨は骨の虚弱を補い、督脈[71]を通じる効果があると記されています。また、唐の時代の『食医心鑑[72]』には、腎が虚弱で腰が動かせない、痛みがひどい時には、羊の背骨を細かく砕いて煮て食べるとそれだけで治ると書かれています。

豚の腎臓も滋養強壮に良い食材ですが、性質が寒涼であるため、『円運動の古中医学』には、豚の腎臓にいくつかの切れ目を入れ、その中に生姜のみじん切りを詰めて焼いて食べるとよいと紹介されています。私は串カツを食べに行く際に羊の腎臓焼きを好んで食べるのですが、これは実際に豚の腎臓を用いた料理と似たような効果があります。少々匂いはしますが、食べるとほのかな温かな満足感があり、興奮した気持ちになります。

69　明代の李時珍によって編纂された薬草に関する大規模な辞典。中医薬学の重要な文献。

70　中医学において、体の根本的な構成要素とされる精と血。

71　体の中心を縦に走る主要な経絡の一つで、全身の気の流れを統括する。

72　食べ物と薬草の性質や効能に関する古典的な文献。

第４章　腎の不調：中医学でいう腎は腎臓だけではない

■この二つの漢方薬がおすすめ

　中医学には腎を補う多様な方法があり、それぞれの薬は効果が異なるため、適切に見分け、組み合わせる必要があります。私の経験から、特に二つのやさしい漢方薬が効くかもしれません。

　一つ目は広州にある腎を補う漢方薬です。これには南方の興味深い薬草が使われており、その中には「黒狗脊」という薬材が含まれていますが、これは本当の犬の脊椎ではなく、そのような名前の薬草です。私は故郷に帰った際、農民が畑から掘り出したものを見たことがあります。それは実際には木の根で、その根には毛が生えていて、置いてあるとまるで生き生きとした犬のように見えました。他にも「黒虎」など似たような名前のものがありますが、これらもすべて植物です。

　二つ目は、八味地黄丸です。地黄は非常に興味深いもので、地中からすべての栄養素とミネラルを吸収する非常に強力な機能を持っています。地黄を植えた土地は、２年間は再利用できません。土壌と地表の栄養素や微生物がすべて吸収されてしまうからです。

　漢方では、地黄を９回蒸して９回干すことで薬草として使用します。具体的には、地黄と大豆を一緒に蒸します。誰もが知っている通り、大豆はタンパク質が豊富です。それを乾燥させ、新しい層の大豆を上に撒いて、再び蒸して、再び乾燥させます。これを９回繰り返した後、地黄は生地黄から熟地黄に変わります。この熟地黄は黒く粘り気があり、柔らかく、香りがよく、腎陰を滋養する良い薬となります。地黄を主成分とし、他の数種の薬を加えると、六味地黄丸と呼ばれるものになります。

　実際、多くの人は腎陰虚だけでなく、同時に腎陽虚も抱えています。八味地黄丸は、六味地黄丸に基づいて、さらに２種の薬を加えたものです。それはシナモンと附子です。シナモンには血管を拡張し、血行を良くする優れた効果があります。多くの人がスターバックスでコーヒーに振りかけられたシナモンパウダーを見たことがあ

119

ると思います。このシナモンパウダーはシナモンを粉末にしたもの
です。なぜ多くの人が朝、シナモンパウダーを振りかけたコーヒー
を飲んだ後、興奮した感じになるのでしょうか？　それは、シナモ
ンの効果で血行が良くなったからです。

　附子は特に腎陽を温め腎臓の機能を高める薬で、非常に強力で
す。『神農本草経』には、これには強力な温養機能があると記述さ
れていますが、その温養機能はわずかと言えるでしょう。『アンチ
フラジリ[73]』にも、あるものを強くするためには、それに軽い刺激
やダメージを与えることが必要だと書かれています。また、『君主
論』（ニッコロ・マキャヴェッリ著）には、国内に混乱が生じた時、
君主が対外戦争を起こして内部を一致団結させ、国の統治を強化す
ると書かれています。

　この附子には少し毒性の副作用がありますが、それは実際に腎臓
に対する刺激となります。腎臓は刺激され、自己免疫機能を強化し
ます。そのため、この薬は頻繁には服用できません。薬典では各処
方における附子の用量を９グラム以下に抑えることが求められて
います。もちろん、同仁堂などのプロフェッショナルな漢方を扱う
薬局では、十分な薬の毒性処理と用量管理が適切に行われているた
め、安心して使用できます。

■薬の効果が現れたら、速やかに物理療法に切り替えよう

　私が知っている腎を補う方法の中で、様々な薬を頻繁に服用する
方法は、最適ではありません。漢方薬であれ西洋の薬であれ、頻繁
に服用すると毒性や副作用が生じます。

　そのため、私は常に医師や患者に対して、薬の短期間の服用によ
り症状がある程度改善されたら、早めに物理療法へと切り替えるこ
とを勧めています。これには、鍼灸、理学療法、マッサージなどが
含まれます。その後は、そのような外からの力による循環を強めて

73　ブラックスワンの父と呼ばれるアメリカ人の学者 Nassim. Nicholas Taleb が 2012 年書
いた著作《Antifragile:Things That Gainfrom Disorder》。

いく方法も減らし、最終的には患者自身の訓練によって改善を図ることを促しています。

　腎臓を補うための訓練としては、二つの簡単な方法がありますが、これはきっとあなたの思いも寄らないだろうシンプルな方法です。一つは、尿をする時に歯を食いしばること、もう一つは、何もしていない時に肛門を締めることです。バスを待っている時やテレビを見ている時、立っている時などに、肛門を締めることで、下焦の圧力差を改善し、内部の気圧差のマッサージによって腎臓が活動するようになります。

　また、他にも面白い方法があります。これは以前、道士から学んだものです。多くの人は座禅を終えたらすぐに立ち上がり歩き出すのですが、実はそれでは何も得られず、ただ無駄になってしまいます。では、どうすれば無駄にならないのでしょうか？　彼は座禅を終えて立ち上がった後に、一つのことをするべきだと言いました。それは、両手を腹の上に置き、小腸腔全体を内側に押し込み、陰部を締めることです。とにかく強く締めるようにして、締めた後、少し停止してから再び締め、36まで数えた後、「ハッ」と一息に緊張を解きます。これがどのような効果があるのかと尋ねると、道士は「まずやってみなさい。そのうち腎気がよくなるのがわかってくるでしょう」とのことでした。

　後で私はこれについて考えてみましたが、この方法の理屈は非常にシンプルです。意図的にお腹を圧迫して極限まで縮めた後、急に緊張を解き放つことで血液が速やかに骨盤腔へ吸い込まれ、その後再び圧迫して吸い込まれます。このような意識的な呼吸の誘導を加えることで血流を改善できるのです。

■ 理を理解した後は、臨機応変に対応する

　私たちは理、法、方、薬と言いますが、何事もまず理を明らかにする必要があります。この理を理解した後、その他の方法はすべて臨機応変に対応すればよいのです。私が先ほど話したように、絶え

ず肛門を閉めたり、圧力をかけてお腹を締めてから突然緊張を解す方法の原理は、腎臓、膀胱、そして下焦全体、つまり、生殖系を含む、伝統的に腎と呼ばれる全体の血液の循環を改善することなのです。

代替療法としては、足ではなく、お腹の下の部分を温かいお湯に浸すことが非常に重要な方法です。どうしても改善が見られない場合は、少なくともその部分に時々灸を施すことで血気の循環を促進すべきです。ただし、これらの方法は全て外の力に頼るものであり、内なる力による改善には及びません。

■腎を強くすることは、循環を改善し、早老を防ぐ根本的な方法である

もう一度まとめてみましょう。中医学では、腎の概念は非常に広範にわたり、物質的な側面と機能的な側面の両方を含みます。腎臓や膀胱だけでなく、脊髄もその範囲に含まれます。そのため、中医学における「腎の補強」とは、まず補い、漏れている部分を補い、次に循環を向上させることを指します。腎機能が良好な状態では、全身の循環システム、特に水分の循環システムが改善され、体の静脈の戻りや血液の循環システムも改善されます。これは、体の循環器系が健康である限り、夜間、血液の循環が滞っても、十分な血流量と循環速度を維持し、酸欠にならないことを意味しますが、これは前述した胃と同じ原理です。

健康な腎機能は、尿の生成量を正常に保ち、過剰にならないようにします。夜10時に就寝すると仮定した場合、尿が過剰に生成されると、午前3時や4時にはもう尿で満たされることになり、尿に起こされるということになってしまいます。これは多くの高齢者がよく眠れない主な原因ですから、中高年の方の睡眠問題は腎から治療を始める必要があります。

しかし、現代の若者の多くは、表面上は活力に満ちていて、生き生きとしているように見えますが、実際にはすでに早老の兆候が現れています。過度の飲酒、夜更かし、不規則な睡眠、日常のストレ

スが原因で気血の循環が乱れ、多くの人が30歳を過ぎると、早老のさまざまな症状が現れます。そのため、見た目は健康そうな中年の方でも、脈を診ると、見た目は30代や40代の顔をしていても、60歳以上の体をしていることが少なくないのです。このような不眠症に対しては、腎を補い、補強する治療方法が根本的な解決策なのです。

第5章
光：光は目に見える宇宙の周波数

第1節　光が違うと睡眠リズムも違う

■異なる色の光は人に異なる刺激を与える

　たまに北京で運転していると、建物の窓から漏れる光が様々な色をしているのが見えます。ある窓からは黄色の光が、別の窓からは青色の光が出ていますが、窓の中の人には違いがわかりません。通常、蛍光灯の光は青色ですが、内部にいる人には白く感じられます。私が大学で撮影を学んだ時、「色温度」という概念に触れました。ソニーのベータカム（BETACAM）で撮影する前に、まず白い紙を探してそれを見ながらホワイトバランスを調整し、校正後に撮影した人の顔の色が正しく出るようにしていました。そうしないと、人の顔が青っぽくまたは黄色っぽくなってしまうからです。

　実はずっと以前から、異なる色の光が私たちに与える刺激がそれぞれ異なることに気づいていました。ある道士が私に話してくれたことがあります。朝起きた後、自分の額を屋外の空の光の方向に向けるべきだと。彼によると、朝の日光は他の時間帯の光とは異なるそうです。彼は、早起きして額を青空に向けると、しばらくすると頭がとてもすっきりして、起床後に残っていた眠気が消えると言いました。一方、夜には暖かい色の光を使うことが好ましいとされていますが、それはつまり、黄色がかった光のことです。

　現在でも、焚き火のような光を発し、薪が燃えるような音を立てるランプがあります。私はこれが子どもの睡眠に役立つことに気づきました。特に冬には、室温を変えずに暗い黄色の光を点け焚き火の音を加えると、なんとなく暖かく感じて、暗い部屋よりも眠りにつきやすくなるようです。

第 5 章　光：光は目に見える宇宙の周波数

　光が睡眠に与える影響は複雑です。早朝の日の出は、メラトニンの生成を抑制する青色光を提供しますが、日が沈むにつれて青色の波長が散乱してさらに拡散し、夕日は黄色、赤、ピンクに変わります。このような暖色系の光はメラノプシンを活性化させないため、私たちの体がメラトニンを生成し、容易に眠りにつくことを可能にするのです。

■太陽に当たることはセロトニン[74]とメラトニン[75]に影響する

　メラトニンについて話しましょう。大まかに言うと、私たちの体は日中はセロトニンを、夜はメラトニンを分泌しています。メラトニンは非常に興味深い物質です。ある年、私が医学関連の番組でインタビューした一人の医師は、メラトニンを「悪魔の物質」と称しました。日が沈むと、脳下垂体からメラトニンがより多く分泌され、これが睡眠を促します。しかし、年を取るとメラトニンの分泌量が減少し、それによって睡眠の質が悪化します。

　中国国内で一時期流行したサプリメントの商品がありましたが、これは実はメラトニンを含む製品でした。コマーシャルの影響で売れたという噂もありますが、長年に渡り売れ続けていることから、効果が全くないわけではないと考えられます。このサプリメントは、特に高齢者にメラトニンを補給するもので、年を取ると自身でメラトニンを生成する能力が低下するため、これを補給することによって睡眠が改善するわけです。そして、睡眠の質が向上すれば、多くの慢性疾患を予防できます。

　セロトニンは私たちの体の興奮度を高めることができます。多くの研究がセロトニンとメラトニンが神経系に影響を与えることを示しており、どちらも光と関連しています。セロトニンは日の出と共に働き、メラトニンは日没と共に働きます。このようにして、相互

74　神経伝達物質の一つで、気分や睡眠に影響を与える。
75　睡眠と体内リズムを調整するホルモン。夜間に分泌が増え、睡眠を促す。

125

に作用します。ですから、この観点から見ると、光が睡眠に与える影響は非常に大きいと言えます。

　度重なるサンプリング調査を行った結果、多くのうつ病や不眠症患者に共通しているのは、日光を浴びる機会が少ないということでした。多くのホワイトカラー職の人々は、日が昇る前に家を出て地下鉄に乗ります。例えば北京では、次の次の電車を待ってからやっと乗ることができ、降りたらすぐにオフィスに駆け込みます。オフィスの窓際は通常、上司が座っているため、従業員は日光を浴びることができません。仕事を終えた頃にはもう暗くなっています。ですから、基本的に多くの人が一日中日光を浴びていないのです。

　日光浴はどれほど重要なのでしょうか？　北欧の国々を見てください。福祉が良く、生活水準が全体的に高いにも関わらず、なぜ自殺率が高いのでしょうか？　それも日光浴が少ないことが関係しているのです。

　研究によると、何月かを考慮しない場合、脳内のセロトニン変換は、日光の照度の急激な変化の影響を受けることが示されています。照度が高い日はセロトニン変換値が高く、暗い日は明らかに低くなります。したがって、日光の照射はセロトニンや特定のビタミンの生成に役立ち、うつ病や不眠症の治療にも重要な役割を果たすわけです。

　私も個人的に何度か観察したことがあるのですが、農村を含めて、田んぼで働く農業従事者を見てください。彼らはほとんど、あるいは全く不眠症がありません。そこで、最も簡単な治療法として、睡眠障害を持つ人には農村で数日間過ごすことが挙げられます。

　以前、青城山に訪れた際、山の裏側から車で山道を上がった後、夜8時ごろになって、車の中で非常に強い眠気に襲われました。山道には街灯がなく、気温も辺りの暗さも睡眠に非常に適していたからです。現代人が直面する最大の問題は、光の照射時間が長くなることで眠りにつく時間が遅くなり睡眠が困難になることでしょう。

第5章　光：光は目に見える宇宙の周波数

■8時間たっぷり眠らなければならないのか？

　ここで一つ指摘しておきたいのは、現在、私たちは毎晩10時や11時に就寝して、翌朝7時半に起床するのが当然のことのように感じていますが、実は必ずしもそうではありません。16世紀以前、地球上にはまだ大規模な街灯が存在していませんでした。最初に街灯が登場したのはパリで、当時はロウソクをガラスで覆って街灯として使用していました。その後多くの人々の家庭でも夜になると明かりを点けるようになりました。イギリスやフランスなどの国々では産業革命の時代に入ると、人々は同じ時間に出勤し、同じ時間に退勤するようになりました。これは工業化の要求によるもので、その結果、人々は決まった時間に就寝し、決まった時間に起床するように変わったのです。

　しかし、その前まで、パリの人々を含むほとんどの人々は、暗くなれば就寝するという生活をしていました。ずっと眠り続けるわけにはいかないため、多くの人々は通常、午前2時か3時に一度目を覚まし、お祈りをしたり、水を飲んだり、軽食を摂ったり、本を読んだりしてから、2時間後に再び就寝するという生活をしていました。

　これを分割睡眠と呼びますが、かつては人類の主流の睡眠方法でした。現在は夜中に突然目覚める人が多いです。どうして目が覚めるのかとパニックになる人もいます。実際には夜中に目覚めるのは人間の遺伝子に隠された本能的な行動であると考えられます。人によってはその遺伝子が潜在的に存在しており、この遺伝子によって目覚めさせられるのです。

■光は細菌にまで影響を与える

　光の照射時間が私たちに与える影響について話を戻しましょう。現在、光とメラトニンとセロトニンの分泌の関係、ビタミンの分泌、さらには動物の自律神経系や非自律神経系への影響など、多岐にわたる研究があります。しかし、単に光と何らかの要因を組み合わせ

127

て睡眠への影響を説明するだけでは、論理的に完全ではないと私は考えています。

　光照時間が影響を与えたものがもう一つあると私は信じています。それは何でしょうか？　イスラエルのワイツマン科学研究所の研究により、私たちの体内の微生物群の組成と活動が、私たちの生物時計と同様に日常的または昼夜のリズムを持つことが発見されています。これらの微生物は、毎日、腸内膜のある場所から数マイクロメートル別の場所へ移動し、その後、元の位置に戻ります。

　マウスを使って行われたこの新しい研究では、時間的に規則性のある微細な動きが腸組織を異なる微生物およびそれらの代謝産物にさらすことにより、宿主の生物リズムに影響を与えることが明らかにされました。そして、この微生物の運動が止まると、宿主の健康に悪影響が及ぶことも明らかにされています（この研究成果は2016年12月1日付の『Cell』誌にて発表されました）。

　光に当たらない場合でも、体内の細菌群は地球の公転や自転の影響を受けて、長年にわたり独自の周期を形成し、行動・休息のサイクルを有しています。したがって、光が私たちに与える影響は非常に強力です。私が強調したいのは、現代人の睡眠問題は電灯の発明による生活リズムの乱れに大きく起因しているということです。

　それ以前は、ほとんどの人が太陽の出没に従って生活していたため、「日の出とともに働き、日没とともに休む」という習慣がありました。この習慣は、地球と自然が人類に長い間影響を与えてきた結果、それはおそらくユングの提唱する私たちの「集団的無意識[76]」に深く根付いています。遺伝学者が言うように、それは私たちの祖先の遺伝子に深く組み込まれ、私たちの腸内細菌の昼夜のリズムにさえ影響を与えているのです。

■標準化された労働時間は人間の体内リズムに反する

　現代人は標準化された労働のために、コンピューター、スマート

76　カール・ユングの概念で、人類共通の無意識の記憶やイメージを指す。

第5章　光：光は目に見える宇宙の周波数

フォン、デスクスタンドなどを日常的に使用しています。これらの
デバイスから発せられるリズムが私たちの内面的なリズムと矛盾し
ているため、体内の混乱が引き起こされています。

　若い頃は光に対する敏感さはそれほどなく、それは当時の体のホ
ルモンの分泌濃度が十分だったからでしょう。私は家の中が常に明
るいことをいつも望んでいました。そうすれば、物を見たりゲーム
をしたりするのに便利だったからです。

　しかし、私の家では夜8時や9時になると家中の照明を暗くし、1
つか2つしか電灯をつけない習慣があることに気づきました。私が
何度か会合を終えて外から帰ってきた時も、母はいつも電気スタン
ドのライトだけをつけてその隣に座って私の帰りを待っていました。
私は、家にお金がないわけではないのになぜそんなにみじめなこと
をするのか、電気代を気にするなら照明を暗くするか電灯を消して
寝るか、もしくは寝ないなら照明を全部つけてこの家をもっと明る
くするべきだと言いました。その時、母は私に言い返すことはしま
せんでしたが、ただ明るすぎると不快に感じると言ったのでした。

　この出来事は私に深い印象を残しました。40歳を過ぎたある日、
夜になると無意識に照明を暗くし、わずか一つか二つの電灯だけを
残している自分にふと気づきました。まるで自分の体が何かを訴え
ているようでした。部屋が明るすぎると本当に苦しく、まるで光に
焼かれているような感覚に陥ったのです。そして、寝る前に早めに
照明を暗くすると、やっと眠ることができました。

■メラトニンの分泌は年齢とともに減少する

　これはなぜでしょうか？　脳科学を勉強する友人からの説明による
と、若い頃のようにメラトニンの分泌が効果的でなくなるためだそう
です。子どもの場合、どれだけ興奮していても、どんなに喜んでいても、
アイマスクをしたり部屋の明かりを消したりすると、5分以内に眠り
につくことができるでしょう。それは、十分なメラトニン濃度が速や
かに眠りにつくことを可能にするからです。しかし、年を取るにつれ

129

てメラトニンの分泌が遅くなり、濃度も低くなるため、眠りにつくことが難しくなります。そこで、例えば、夜10時に寝る予定であれば、夜7時から「準備モード」に入り、部屋を暗くして自分のメラトニンを一定の濃度まで蓄積させると寝つけられます。

　後になって、両親が夜になると明かりを消す行為の背景には、お金を節約しようとする意図や、若い時に困窮した経験からの行動ではなく、単にメラトニンを蓄積するために長い時間が必要であることを理解しました。私たちのような貧しい家の出身の人々は常にある種の劣等感を持っており、上記のことを理解するまでは、両親が過剰に節約することで他人に貧しい人の考え方をしていると見られるのではないかと心配していたものです。しかし、あれはメラトニンを蓄積し睡眠の質を高めるための自然なプロセスだったのです。

　さらに理解を深めると、セロトニンとメラトニンの間には拮抗関係があり、「日の出に働く」セロトニンは、夜静かになるとメラトニンに変わりますが、セロトニンの濃度が十分でないと、夜間のメラトニンの量も少なくなります。そのため、昼夜逆転で睡眠が悪い人は、日中いつも眠い状態になりがちです。これに対処するためには光療法を用い、より強い光を患者に照射します。これにより、夜になると十分な量のメラトニンを生成し、比較的長時間の睡眠をサポートできるのです。

　メラトニンについて少し詳しく説明します。高齢者の睡眠には特徴があり、それは2、3時間睡眠した後に目覚めるという浅い睡眠です。これは、自然に分泌されるメラトニン濃度に関連している可能性があります。また、多くの食品がセロトニンの分泌を助け、適切なタイミングでメラトニンを効果的に分泌するということがわかりました。

　例として挙げられるのが「花豆」という豆類です。この豆は七面鳥と同様に、トリプトファン[77]を豊富に含んでいます。トリプトファンが眠気を誘う原因であることは、七面鳥を食べた後に眠くなる現

77　必須アミノ酸の一つで、セロトニンの合成に必要。食品から摂取する。

象からも知られています。花豆に含まれるトリプトファンの含有量
は、七面鳥よりも高いことが特徴です。ある同僚は、この花豆を
100グラム用意して水で煮て飲みました。煮た後の残り物は小麦粉、
つまり炭水化物を加えるとビスケットにすることができます。さら
にトリプトファンと炭水化物の組み合わせはより効果的で、このビ
スケットを食べると、まず体のセロトニンの生成を助け、間接的に
メラトニンの濃度が向上します。そして、それが睡眠の効率を高め
るのです。

■光については道家の理論が参考になる

　道家の修行法の多くは光に関連しています。道家の人々には、独
自の言語体系と論理、そして経験があります。私の昔の師である張
至順道長は、人間にとって最も大切なことは、昼間に陽気を補い、
夜には陰気を補うことだと教えてくれました。これはどういう意味
かと尋ねたところ、日中に充分に日光を浴びること、特に背中に日
光を浴びることが大切だとのことでした。特に背中を日に当てるべ
きで、人の背中は陽に属しており、これは山の日当たりの良い面が
陽であるのと同じ理由です。日中に十分に日光を浴びることで、特
定の節気[78]においては、体内全体の元神[79]が上昇する、と道長は教
えてくれました。

　道教の理論では、私たちの内なる精神意識を二つの体系に分けま
す。一つは元神体系、もう一つは識神[80]体系で、後者は後天的な意識、
つまり知識や論理を管理しており、何かを望むとき、その欲望と共
に識神が目覚めます。判断を下さず、判断によって区別する心が引
き起こす感情が動揺しない時、識神は初めてコントロールされます。
識神をコントロールした後、元神が上昇します。元神の用途につい
て尋ねると、百の用途、万の用途があると言いました。元神はすべ

78　中国の伝統的な暦法で、一年を24の時期に分け、自然界の変化を表す。
79　中医学で言う人の精神や生命力の根本を指す概念。
80　精神活動や意識の働きを司るとされる、中医学の概念。

ての知恵、命、健康、エネルギーの源です。

　張道長は、「十分に日光浴をし、物事を考えずに『虚極に至りて、静篤を守る[81]』状態を保てば、識神、つまり知識や判断、感情の起伏が少なくなり、リラックスして不安から解放される」と言いました。これは道教の表現で「識神が落ちれば、元神が上昇する」状態を意味します。

　後に、元神は免疫システム、固有の免疫や幹細胞、自己の抵抗力などを含む総合指数のような概念であることを理解しました。古代の人はこれらの次元を一つ一つ細かく分けることができなかったため、大雑把に「元神」という一つの名前で呼んでいたのです。道家の修行法は全て元神を育むことにありますが、元神を育む鍵は、張道長によれば日光を浴びることなのです。そのため、彼は百歳を超えても毎日日光浴を続けており、夜には時間をかけて月の光を浴びています。

　ある時、「油麻菜」とネット上で名乗る友人の写真家が終南山に行き、老道長を追跡取材しました。夜の9時10時頃になると、彼は老道長が起きて外に出る音を聞きました。老道長は深夜、一人で山道を登り、山頂に向かい、巨大な石の上で座禅を組みました。友人はカメラを三脚に設置し長時間露出で撮影しましたが、老道長は全く動きもせず、一晩中そこで座禅を組んでいたのでした。

　後にその写真を見ると、背景には流れ星が空を横切る軌跡が見えましたが、彼の顔ははっきりと写っていました。長時間露出であるため、少しの動きでも顔がブレて写ってしまうはずです。つまり、彼が完全に静止していたからこそ、そのようにはっきりと撮影することができたというわけです。

　「油麻菜」は私に、老道長は毎晩山頂で座禅を組んでいると言いました。おそらく老道長は、横になって眠る以外に、別の方法、すなわち座って眠る方法も身につけていたのでしょう。しかし、その際

81　極度に弱った状態から静かに回復を待つ、中医学の治療原則を示す言葉。

第5章　光：光は目に見える宇宙の周波数

の彼の脳波の状態は、横になって眠る普通の人々とはかなり異なることでしょう。とにかく、その時点で老道長は百歳以上でしたが、元気で記憶力も良く、山を登る力も十分にありました。

　ある時、百歳の老道長に同伴して、北京の道士の友人を訪ねました。その友人は九十歳を超えており、ベッドに横たわっていました。老道長が外に出た後に、私に言った一言は、一生忘れられないものでした。「九十歳を超えて寝たきりになってしまったのは、きっとどこかで方法を間違えたからだ」と。

■修行の達人は品定めしない

　ある時、私たちは山登りに出かけました。全員が疲れ果てていましたが、老道長だけが悠々と歩いていました。彼のスピードは全く変わらず、私たちが後ろにいる時も、私たちが歩けなくなって立ち止まっている時も、彼は同じように悠々と歩き続けました。友人の写真家が彼に尋ねました。「師匠、どうして疲れないのですか？」と。道長は答えました。「あなたたちは体にも心にも多くを背負い過ぎているから疲れるのだ。昼は仕事をして、夜は夢を見る、何ともかわいそうなことだ」と。

　彼が言う「仕事」とは労働のことではありません。彼自身も労働はしますが、その労働自体に集中していることを意味します。──畑を耕すなら耕し、木を植えるなら植え、食事をするなら食事をし、座禅を組むなら座禅を組みます。彼には雑念がなく、完全に今を生きています。何かをしている時に他のことを考えたりしません。無駄なエネルギーを消耗することはありません。私が観察した限り、老道長のような高いレベルで修行をしてきた人たちには共通した特徴があります。それは他人を評価しないという点です。

　後に、もう一人の師である蔡志忠さんは、彼の理解ではいわゆる空性[82]とは、主観的な評価を過度にしないことだと教えてくれました。なぜなら、主観的な評価は、私たちの過去の傷ついた経験や、

82　仏教の概念で、すべての存在は固定された本質を持たないという教え。

私たちが言及してきた知識と関係があるからです。

　私の観察によれば、中国の多くの大物の知識人、特に哲学者や修行者はほとんどが長寿で常に正常な精神状態を保っています。しかし一方で、多くの知識人は、概念の正否に拘り過ぎたり、論争しなくてもよいのにわざわざ論敵を作って反論したりして、自分を疲れさせています。中国が西洋ほどの哲学体系を築けなかった理由は、概念に拘り過ぎることで命の精力と情緒の安定を過度に消耗してしまうことを、古代の賢者や修道者は早くも気づいていたからかもしれません。

第2節　光を睡眠改善に利用する

■「光であっても眩しくない」良い明かりは月のようであるべき

　光の問題に戻ります。太陽光を浴びること以外に、一部の人々は月光を浴びる必要がありますが、この方法を理解している人はほんの一握りです。これまでに、月の下で「気を採る方法」を知っている人を一人か二人しか見たことがありません。私は一時期、彼らが実際に月光を浴びなくても睡眠には影響がないだろうと疑っていました。彼らには月光を浴びることで清涼な気を集めることができるという考えがあるのかもしれませんが、月光そのものが彼らに直接影響を与えるというよりは、意識による暗示の効果が大きいのかもしれません。しかし、私自身は見たことがあるだけでそれを実践したことがないので、評価することはできません。

　月の光に関連するもう一つの問題は、多くの家庭の照明の配置に関するものです。私が大学で専攻したテレビ制作の科目では、撮影やカメラに関する知識を学びました。以前、20世紀90年代から21世紀初頭にかけて、私たちのテレビ局のスタジオの照明はそれほど美しくないと感じていましたが、日本のNHKの番組の照明はとても美しく見えていました。学校で照明を学ぶ時は、正面の照明、

第5章　光：光は目に見える宇宙の周波数

側面の照明、バックライト、サイドライトなど、まるでポートレート写真の撮影の学習のようで、何かが違うと常に感じていました。

その後、香港で仕事をした際に、NHKで照明を担当した人に初めて会いました。彼らが主に使用していたのは乱反射を利用した方法です。彼らは一つのライトも直接顔に当てませんでした。なぜなら、直接光が当たると反射光が強くなりすぎるからです。彼らは前後左右の非常に近い場所に均一に反射板を配置し、その反射板に光を当て、乱反射させて人の顔に当てました。その結果、撮影された人の顔色は本当に穏やかで、明るさの中にも柔らかさがあり、背景の光もうまく映ったのです。

香港では、香港電視放送有限公司（TVB）の照明も理想的ではなく、フェニックススター TV と比べるとかなり劣っていました。フェニックススター TV の照明は優れており、それは、適切な光源ユニットを使用し、乱反射の光の経路を形成していたからです。

この光の経路の何が良いのでしょうか？　それは「光がありながらも眩しくない」ということで、目に刺激的ではないという点です。私が後に気づいたのは、多くの人の家には寒色系の照明が使用されており、それは実際には体に良くないということです。照明がたくさん設置されている家庭では、ランプシェードを使用するか、光を壁に当てて乱反射させるかしていました。彼らの部屋の壁は光沢のあるタイプではなく、マットなタイプでした。光は直接眼に入るのではなく、壁の表面で拡散されることにより、光の強さが和らげられ、全体的に柔らかな照明となるのです。老子の言う「光ありながらも眩しくない」、まさにその通りです。

少なくともこの例では、光が乱反射して私たちを照らすと、私たちの視覚神経系によるストレスは比較的小さくなるということが示されています。光が直接当たると、ストレスは大きくなります。例えば、アメリカのグアンタナモ刑務所では、囚人に尋問する際、彼らに夜間に非常に眩しい光を当てました。彼らがより疲れ、より眠くなると、より眩しいライトを照射しましたが、その光の影響で彼

135

らの内分泌系や神経系は破壊され、意志が崩壊し、最終的には完全に抵抗を諦めることになったのです。

■暖かい光は人をリラックスさせる

私が見るに、空間を効果的に構成するためには、あふれる柔らかな光を適切に使用することが大切です。特に、暖色系の光は私たちにポジティブな影響をもたらします。それは一種のぬくもりであり、人をリラックスさせるでしょう。

人間は冷血動物ではなく恒温動物であり、ほとんどの場合、暖かい環境にいることがリラックスにつながります。寒色系の光は、その空間に長い時間いると感情に好ましくない影響を与えることになります。当然ですが、光は赤過ぎてもダメで、オレンジ色が最も心地よいです。

私は一時期セールスの仕事をした経験がありますが、ファストフードチェーンのブランド展開のトレーナーの友人が話していたのですが、暖色系の光を使用し、ブランドイメージにも暖色を採用する理由は、食欲を刺激し、顧客に無意識のうちにより多くの食品を消費させるためだそうです。

中医学でも黄色は人の脾に良いとされています。色彩心理学の観点から言えば、オレンジや黄色の光は人をリラックスさせ、食欲を増加させる効果があるとされています。食欲があると、幸福感や自由な感じが生まれ、緊張や不安は無意識のうちに減少します。これは表裏の関係なのです。

■アイマスクは睡眠を助ける神器

眠りが非常に浅く、夜間にわずかな光でも目を覚ます人がいます。特に年配の方にはこの傾向が顕著に見られます。私の経験では、ほとんどの家庭のカーテンでは完全に光を遮断するのは難しいです。カーテンで光を完全に遮断するには、十分な長さを持ち、かつ、遮光のもので、密度と厚みが十分でなければなりません。そのため、簡単な解決策としてアイマスクの使用が挙げられます。アイマスク

第5章 光：光は目に見える宇宙の周波数

の効果は私たちの想像よりはるかに大きく、よく眠れない状況は実はアイマスクをするだけで解決されるのです。

　私は数えきれないほどのアイマスクを試した経験から、シルク製のアイマスクが最も優れていると感じました。なぜでしょうか。その理由は、私たちの皮膚が呼吸をしているからです。しかし、飛行機内で提供されるような無料のアイマスクは通気性がなく、目の周りの皮膚が呼吸できなくなり、とても蒸れた感じがします。これは、光は遮られるものの、結局快適に眠れない原因になります。対照的に、同じ遮光レベルであれば、シルク製のアイマスクは優れた通気性を提供します。シルクは不思議な織物で、透気性があり、汗を吸収し、保温性もあります。冬は暖かく夏は涼しいので、最高のパジャマは間違いなく本物のシルク製のものであり、シーツや布団カバーも同じことが言えるでしょう。アイマスクに関しても、できればシルク製が良いです。

　本物のシルクのアイマスクを使用すると、暗闇の中にいながらも目の周囲の皮膚が呼吸できます。私たちの皮膚は非常に重要な呼吸器官であり、多くの人がこの点に気付いていません。皮膚が呼吸できない状態は不快感を引き起こします。子どもの頃、レインコートを着ると特に蒸し暑く感じたのは、実際に皮膚が私たちの重要な「呼吸」器官であるためです。哺乳類の皮膚は酸素を吸収し、その不思議な変化によって、エリスロポエチン（EPO）の生成を促進し、哺乳類を低酸素の大気環境に適応させることができているのです。

　さらに、光がホルモンの分泌を抑制するため、わずかな光でさえ睡眠を妨げることがあります。メラトニンは、目が光を捉えるとその分泌を停止する「命令」を受け取ります。人のまぶたもとても薄く、実際には部分的な遮光効果しかありません。

■十分に日光浴できたら、気分も眠りもよくなる

　そのため、日中はより多くの強い光、特に日光を受けると良いでしょう。なぜなら、一般的な照明の光量は日光の照射量に遠く及ば

137

ないからです。子どもたちが屋外で適度に日差しを浴びることは、良い睡眠を促進するだけでなく、近視のリスクを減らすことも海外の専門的な研究によって証明されています。

日光をたくさん浴びることが大切であり、『睡眠革命』(Littlehales Nick 著)にも、スポーツ選手の睡眠状態を改善するために、部屋の中に日光を模したライトを設置した例が記載されています。これは第一の方法ですが、このライトはやはり本物の日光の効果には及ばないため、彼は第二の方法として、オフィスで日当たりの良い席を順番に使用させることで、日光浴を行うようにしました。一人が一週間使用した後、別の人がその席を使う、という形です。

日光浴は他にも多くの役割を持ち、例えばうつ病の発症率を下げる重要な働きもあります。現在、うつ病を治療する重要な方法の一つとして光照射療法があります。これは特殊な光を使用して、特定の明るさで、特定の時間にわたって患者に照射し、治療を行う方法です。

■光を利用して快適に目覚める

光は人間が毎日正常に目覚めるためにも極めて大切です。自然界では、人を目覚めさせるために主に３つの要素が利用されます。環境光、温度、そして音です。日中の青い光は特に乱反射しやすいという特性があります。たとえば人が洞窟の中に住んでいる場合でも、外から多くの光が直接屈折して入ることはないものの、青い光はその波長のおかげで屈折し、中に入ることができます。これは目には必ずしも見えないかもしれませんが、感じることができます。

そのため、現在多くの青い光を放つ小さなライトがあります。これらはベッドサイドではなく、床に置かれることが多く、夜に設定しておけば、朝になると自動的にオンになります。このゆっくりと明るくなる光によって、人に深い眠りからゆっくりと目覚めることができるのです。もし深い眠りから突然アラームで起こされたら、めまいや吐き気がしたり、実際に吐きたくなったりします。さらに「起床時の怒り」という表現があり、起きたばかりの時に無性に怒

第 5 章　光：光は目に見える宇宙の周波数

りたくなる状態を指します。また、夢を多く見ることも、睡眠障害によって起こされた状態です。

　光を使って最も穏やかにゆっくりと呼び起こす方法は、たとえ慣れた睡眠リズムに一致しない場合でも——例えば、朝 6 時があなたにとっての通常の起床時間ではない場合でも、ライトが 10 分前に徐々に明るくなることで、深い眠りから比較的心地よく目覚めさせることができます。例えば、フィリップス（Koninklijk Philips N.V.）が製造した日光を模したライトは、おおよそ 20 もの段階を調整できますが、最も暗い明るさから最も明るい明るさまで 20 分以内に徐々に明るさを上げていきます。鳥の鳴き声などの音も出ます。音も補助的な役割を果たし、最初は静かに始まり、徐々に大きくなります。光の感じはもっと柔らかくします。なぜなら、自然界では人は大抵このような状況で目覚めるからです。

　私の息子は毎朝この方法で目を覚まします。このようにすると、子どもが起きる時に癇癪を起こすことがなくなるのです。そうでないと、いろいろな面倒を起こすかもしれません。

■ベッドサイドライトは暗がりを恐れる人にのみ適している

　オンライン上では、赤い光が睡眠に良いという噂が流れています。実際に赤い光が睡眠を助けるわけではありませんが、そのようなベッドサイドライトは多くの店で販売されています。ベッドサイドライト自体の価値は特にないかもしれませんが、一つ特に良い効果があります。寝る時は周囲に光がないのが一番良いと言われていますが、多くの人が暗がりを恐れ、常に明かりを点けたままで眠ります。

　この習慣が長年続くと、ホルモンの分泌が乱れる原因になります。では、暗がりを恐れる人はどうすれば良いのでしょうか？　アイマスクをすることすらできない彼らに強制的に電気を消すことは、絶対に受け入れられないでしょう。そこで、ベッドサイドライトが役立つのです。これには睡眠状態を監視する素晴らしい機能があり、眠りについたと判断されると自動的に消灯するように設計されてい

ます。それゆえ、このような状況の友人にとってベッドサイドライトは心理的に受け入れやすいものなのです。

■興奮度は体温と関連している

先ほど触れたように、温度は睡眠において特に重要です。睡眠中、人の体温は下がります。関連資料によると、日中に眠くなる現象や、深夜に深く眠れる現象は、実際に温度と大きく関係しています。

私たちの体温は1日のうちで約1℃の範囲で変動します。昼間には体温が低下し、それに伴って体の活動レベルも下がります。もちろんこの変動は複合的な要素によるものですが、体温はとても重要です。昼間に体温が低下すると、全体的な体調も下がり、眠くなります。夜も同様で、夜の睡眠を前半と後半に分けると、人は後半部分に比べて前半部分で深く眠ることが多いです。ですから、毎晩の前半、特に最初の90～120分間は、人にとって最も重要なゴールデンスリープタイムであり、この時間帯での睡眠効率が最も高くなるわけです。そして、時間が経つにつれて睡眠は浅くなり、小さな刺激でも目が覚めやすくなります。

■ TIPS：
読書に適したライト

夜「眠りにつくのに役立つ本」を読むのに適している、読めば読むほど眠くなるようなライトはあるでしょうか？

実際、夜にデスクライトを使用する場合、目には白色光が最も良いです。これは通常、その周波数が120ヘルツ以上であるためです。これは目に良いですが、睡眠には良くありません。ですから、暖色系のライトを選ぶことをお勧めします。自分の感覚で文字がはっきりと見える程度で暖色に近いものを選ぶことが望ましいです。そうしないと目に悪影響を及ぼします。

読書の前提を除き、睡眠のことだけを考えるなら、前述のようにまず照明を暗くして、次にブルーライトを避けなければなりません。

なぜなら、ブルーライトは人を興奮させる効果があるからです。また、理想的な睡眠環境を整えるためには、部屋を十分に暗くすることが必要です。

■昼夜交代の仕事は体へのダメージが大きい

もう一つの問題について触れておく必要があります。それは、昼夜交代の仕事についてです。これは体へ与える損傷が非常に大きいとされています。今日では多くの人は、1日7～8時間寝れば良いと考えがちです。例えば、夜勤をして、午前3時に就寝し、昼の11時や12時まで眠るかもしれません。しかし、問題は、周りの環境に全く影響されないでいられる人が極めて少ないということです。昼間の睡眠環境では、光がとても明るく、音も騒がしいです。これらの要素が全体的な睡眠の質に影響を与える可能性があります。

そのため、夜勤の仕事では、労働者が昼間に寝ることを求められても、十分深い睡眠が取れない可能性があり、体に比較的大きな影響を与える可能性があります。

しかし、夜勤を続けるよりも実際に人に最も害を及ぼすのは、2週間おきに、または1ヶ月おきに夜勤をすることです。世界で最も苦痛な仕事は、長距離フライトの客室乗務員で、数日休日を過ごすと睡眠パターンが乱れ、すぐにまた昼夜逆転の時差に体を適応させ、時には早朝勤務、時には午後勤務、時には複数のタイムゾーンを横断するために転々としなければなりません。

そのため、彼女たちはその仕事に何年も耐えることができず、通常は30代や40代で辞めることになります。彼女たちはしばしば「強化トレーニング」の活動を行います。それは、2日間眠らないで体の状態を保つという訓練です。私の診療所にもよく彼女たちが尋ねてきますが、まるで不眠の拷問を強いられたあとのような疲れ切った様子です。彼女たちには外部からの手厚い適切なサポートとケアによる睡眠の回復が必要です。

■ TIPS：
寝室の照明が明るいほど太りやすい

　イギリスの「デイリーメール」紙によると、あるイギリスの研究機関が11万人の女性を調査した結果、体重が重い女性は夜中の寝室内の光が一般的に明るいことがわかりました。イギリスのロンドンの癌研究機関もまた、同時期に11万3千人の女性の睡眠に関する資料を集め、被験者の睡眠環境における照明の状態について尋ねました。そして、研究者は照明の明るさを4つのレベルに分けました。読書可能な環境、部屋の反対側が見える、自分の手が見える、自分自身も見えない、の4つのレベルです。その後、調査結果と肥満指標を比較しました。研究では、明るい環境で寝ている女性は、体重、ウエストサイズ、ヒップサイズの指標が高い傾向にあることが分かりました。研究者は、光が人体の生理時計に影響を与え、睡眠ホルモンであるメラトニンの分泌を抑制し、人体の昼夜リズムの混乱を引き起こす可能性があると指摘しました。

　このことから、眠りながら痩せることは実現可能であるといえます。

■ TIPS：
歌うことでいびきを治すことができる

　いびき治療のために歌のレッスンを取り入れるというのは、中医学の鍼灸やマッサージとは違った、非常にユニークで面白いアプローチです。2000年にイギリスのエクセター大学（ University of Exeter ）の演劇セラピスト、アリーズ・オジェイ氏（Alise Ojay）は、慢性のいびき患者20人を集め、彼らに毎日20分の歌唱練習を行い、3ヶ月間続けるよう要求しました。この練習のキーポイントは、「あーうーん」というような発声を中心に母音を多用して大きな声で繰り返すことにありました。特に、舌根を震わせて発声するロシア語のような技法が使える人にとっては、より簡単な練習でした。とにかく、様々な方法を通じて喉の筋肉を鍛えることが大切です。

第 5 章　光：光は目に見える宇宙の周波数

　この観点から言えば、日常的に喉を使って「阿弥陀仏」と練習することは、「コカ・コーラ」に比べていびきを効果的に防ぐことにつながります。「あ」は母音であり、1回2分間、1日3回練習して喉の奥が震える感じがしたら、それは一種のとても不思議な体験になるに違いないでしょう。

第6章
音声：聞こえるものは声、聞こえないものは音

第1節　音は体に安心感を与える

■ホワイトノイズの主な機能は他のノイズを抑えること

　音声については、有名なホワイトノイズから述べたいと思います。ホワイトノイズは、多くのアプリや睡眠補助系のプログラムに使われていますが、主に何を目的としているのかについては、多くの人にとって未知のものです。それ自体が睡眠を助けるものだと考えている人も多いですが、それは誤りです。確かに、ホワイトノイズのその単調で反復する音は、神経を疲れさせて睡眠状態に導くために役立つと考えられています。しかし、最初、ホワイトノイズは外部のノイズを抑制するために主に使われていました。まさに現在よく使用されるノイズキャンセリングヘッドホンと同じ役割です。

　海外では、以前からふいごのような装置があり、ホワイトノイズを生成して外部のノイズを抑制するために使用されていましたが、これは現在のノイズキャンセリングヘッドホンと似たようなものです。ノイズキャンセリングヘッドホンの原理は、防音を目的としたものではなく、内部で低周波の音を発生させて外部から来るそれより低い周波数の音を打ち消し、より静かな環境を作り出すことです。ただし、高周波の音にはその効果は大きく減少します。

　夜目が覚めやすい人の多くは、元々眠りが浅いか、または外部の騒音に敏感です。少しでも甲高い音がすると、すぐに目が覚めます。これは自然界で生きるための安全装置の一つであり、万一猛獣が襲ってきた時に一口で食べられないようにするための装置といえます。体は自然とそのような警戒状態にあるわけですが、安心感が増して初めて人はやっと90分毎の深い睡眠周期に移ることができ

第6章　音声：聞こえるものは声、聞こえないものは音

るのです。つまり、周囲を確認して、この環境は大丈夫だ、安全だ
と確認できた後に、再び安心して眠りにつくことができるのです。

　したがって、目が覚めやすい人は、例えば、ホワイトノイズを利用
して安心感を高めるなどして外部からの影響を減らせば、より深く眠
れるようになります。そして、穏やかで安全な睡眠状態に移行するこ
とができるのです。これがホワイトノイズの主な役割の一つです。

■ホワイトノイズの正しい使用法は一晩中使用すること

　ホワイトノイズの正しい使用法は、一晩中使用することです。た
だし、注意すべき点があります。それは、音が一定の大きさになる
と、例えば56デシベルを超えると、人の聴覚に悪影響を与える可
能性があるということです。

　例を挙げて説明しましょう。例えば、飛行機に乗っている時、周
囲の騒音が非常に大きいにも関わらず、その音が一定であるため、
それでも眠ることができます。しかも、近くの人の話し声を覆い隠
してくれるため、むしろ良く眠ることができます。これはホワイト
ノイズの形態と機能に相当しますが、デシベル数が一定のレベルに
達すると聴覚にダメージを与えるため、自分でホワイトノイズを使
用する場合は、適切なデシベル数に設定するよう注意が必要です。

　また、現在多くのアプリで使用されている音は、主に虫の鳴き声、
鳥の鳴き声、水の音、風の音などですが、これらをホワイトノイズ
の周波数に合わせることで、同じような効果が得られるでしょう。

　テレビをつけたまま眠る人もいますが、特に番組終了後に聞こえ
る「ザーザー」という音が好きな人もいるでしょう。なぜこのよう
な音が逆に睡眠を助けるのでしょうか。その理由は、その音がなく
なると、他の微細な音が突然際立って聞こえるからです。白い紙に
は何を描いても目立ちますが、灰色の紙に描いてもあまり目立たな
いのと似ています。

■ホワイトノイズの本質は安定性の確立にある

　ホワイトノイズの核心はある種の安定性を確立することにあります。体がこの安定性を受け入れると、「危険」を感じなくなります。これは多くの人の経験に裏付けられています。例えば、飛行機の機内では眠れたのに家に帰って静かな環境で眠れない人がいます。これは、飛行機の騒音がある種の巨大な「保護膜」を形成したことによるかもしれません。飛行機に乗った瞬間からそのような大きな音を受け入れていたからかもしれません。もし飛行機が音を立てなかったら、逆に不安を感じるのではないでしょうか？　現在の一部の電気自動車がわざと音を立てる仕様にしてあるのも、安心感を与えるためです。

　したがって、ホワイトノイズは安定した音波を使用し、一時的に現れたすべての音をそのシステム内に閉じ込め、脳を「とにかくずっとこんな音がする」と錯覚させ、安心させるのです。人が時々よく眠れないのは、実は安心感が欠如しており、自己防衛の仕組みが作動しているからです。

　音と同様に、光も治療の過程で周波数の効果に依存することがあります。例えば、光の点滅です。私たちの診療所には睡眠カプセルがあり、それを使って体の「周波数」を異なる次元で調整し、睡眠を改善できます。主な改善策としては、音、振動、そして光を使用します。睡眠カプセルには覆いがあり、頭の上を覆うとライトが点灯します。そのライトは特定の周波数で点滅し続け、体を絶えず刺激します。そして体がその周波数を受け入れられる状態にし、脳をその周波数に調整するのです。例えば、脳波の周波数が高すぎる場合、この装置は総合的な手段を用いて、よりリラックスした状態にしてくれるというわけです。

■音も光も脳を調整するのに役立つ

　不確かな例えかもしれませんが、人が考え事が多すぎると、その脳波は 40 ヘルツに達することがあります。そこで、光の点滅の周

波数と音の周波数を 20 ヘルツに設定すると、脳波も徐々に 20 ヘルツに近づき、人は落ち着きを取り戻します。

この装置の光、音、振動がほぼ同じ周波数を発することで、三位一体の統一されたシグナルを送信できるのです。このシグナルは、人が考え事をしているときの 40 ヘルツの脳波を新しい周波数に置き換えることができるほど強力です。人の脳は高周波数から低周波数に下がると眠気が生じ、0.5 ～ 5 ヘルツまで下がると深い眠りに落ちます。もちろん、主要な周波数について言及しているのであり、脳には常に複数の周波数帯が存在していますが、ここで言及しているのはその中の主要なものです。

■ TIPS：
携帯電話の電磁放射線は無害である

多くの人が携帯電話の電磁放射線や Wi-Fi など、「聞こえない音」が私たちに与える影響を心配しています。この分野に関しては、かなり研究が進んでいます。主流の研究結果としては、携帯電話の Wi-Fi や電磁放射線が体に害を及ぼすことはないとされています。では、何が私たちに影響を与えるのでしょうか？　影響を与える可能性があるものとしては、日光の波や昼間の比較的極端な騒音などであり、これらは体に大きな影響を与える可能性があります。これらはたとえ感じていなくても体に影響しています。しかし、Wi-Fi はそうでなく、電磁波です。実際には心の中の心配事に過ぎません。

第 2 節　音を利用して睡眠を改善する

■声は感情を調節できる

音と感情は密接な関係があります。夜には気持ちを和らげるようなメロディーを聴くのが適しています。それは音楽かもしれませんし、他の何らかの音かもしれません。とにかくそのような効果があればいいのです。

例えば、あるオーディオプログラムには感情を調整する力があります。私が「ヒマラヤ」で放送している『論語』や『荘子』のような番組は、全てこのリラックスできる基準に合わせて作られています。

まず、声は非常にゆっくりと穏やかに平らで、変に調子が変わることはありません。次に、音も比較的クリアであり、何重もの楽器の音やその他の騒々しい音もなく、周波数も特に高くありません。最も大切なのは内容そのものです。内容自体がリラックスできるものであれば、聞くだけでよく眠ることができます。

もちろん、どうやってリラックスするかは人それぞれですので、自分に合ったリラックス方法を見つけることが大切です。

■ TIPS：
耳栓は役立つか？

私たちは皆、騒音を低減するためには三つの方法があることを知っています。一つ目は音源を制御すること、二つ目は音が伝わる経路を遮断すること、そして三つ目は私たち自身の耳に何かを装着することです。この中で最も手軽な方法は三つ目、つまり、耳栓を装着することです。しかし、耳栓を試した人の中には、耳に装着した際に皮膚や枕との摩擦音が直接耳道に伝わり、却ってうるさいと感じる人もいます。

このような状況が発生した場合は、耳栓の選び方が正しくない可能性があります。適切なサイズ、密度、フィット性が確保されていないことが原因かもしれません。フィット性や密接度が高いほど良いとは限らず、密閉性が高すぎる耳栓では、装着時に自分の心拍や呼吸音などさまざまな内部の音が聞こえやすくなり、慣れるまでに時間がかかる場合があります。

耳栓を選ぶ際は、自分の耳に合ったものを選ぶことが重要です。最初の数日間は違和感を感じるかもしれませんが、我慢しているうちに慣れて快適に感じるようになることもあります。

第6章　音声：聞こえるものは声、聞こえないものは音

■声の「形」：人間は生まれつき「鋭い」ものを恐れる

　実際に、人間には、鋭い音や強い光、尖った物体に対して緊張するという自然な反応があります。これは「杯弓蛇影[83]」という表現で知られており、実際に脅威が存在しないにもかかわらず、過敏な反応を示すことを意味します。「鋭さ」に対する反応は、長い進化の過程で形成されたものです。例えば、若者たちがロマンチックな雰囲気を演出するために、大きな水のベッドの天井に鏡を設置するようなことがありますが、これもこのような緊張反応を利用したものです。音であれ、映像であれ、温度であれ、鋭い刺激は人に緊張感を与えます。この鋭いものへの感受性は、人類が長年の進化の過程で発展させてきたものです。

　なぜ中国の古代の人は玉（ぎょく）を好んだのでしょうか。その理由は、ほとんどの石よりも温かみのある触感、暑い天候でさえも比較的涼しく感じられるためです。これは、攻撃的な特徴を持たない穏やかな印象を与えることから、人々に安心感を与えるものだったのです。また、古代中国では、顔立ちが尖っていなくて目が大きく鼻が丸い女性が運気が良いとされた背景には、相手に警戒心を起こさせない、つまり周囲に不安や緊張を与えない外見が好まれたためだと考えられます。全ての生物が潜在的な脅威に対して神経を総動員し、抵抗しようとするのは自然な反応ですが、これは血流とホルモンの分泌を加速させ、不安や緊張を引き起こす原因となります。

■ TIPS：
音への敏感度は、男女によって異なる

　私たちが眠るとき、脳の中で音を受け取る部分は依然として活動していますが、脳は音声シグナルの一部を「遮断」するため、眠っている間は何も聞こえないように感じます。例えば、既婚女性が隣にいる配偶者の大きないびきに慣れてしまうと、それに全く支障な

83　過剰な心配や恐怖から誤った認識をすることを表す故事成語。

く眠れるようになります。

しかし、「赤い警告」として認識される音には反応します。

例えば、疲れた母親がベッドで眠っているとき、一般的な声は聞こえないものの、子どもが少しでも音を立てるとすぐに目が覚めてしまいます。これは、母親にとって子どもの声が「赤い警告」であるためです。

人によってその「赤い警告」の声は異なります。敏感な人は多くの音に反応して目覚めますが、神経が太い人はそう簡単には目覚めないでしょう。

海外の研究では、寝る時に男性と女性がそれぞれ敏感に感じる音が異なることが明らかにされています。女性は特に赤ちゃんの泣き声、水滴の音、喧嘩の声に敏感であるのに対し、男性は車のクラクションや強い風の音、ハエの飛ぶ音に敏感なようです。

一人暮らしの女性の多くはぐっすり眠れないことがあります。ちょっとした物音で目が覚めてしまいますが、結婚してからはその状況が自然と改善します。それは、枕元の夫が安心感を与えたからです。

■気持ちは音によって睡眠に「植え付ける」ことができる

睡眠とは、日中の緊張を解きほぐす本質的な行為です。よく眠れない外部の原因を一言で言うと、全て「安心感がない」ことにあります。この不安感は、私たちの心に影響を与えます。そのため、光、音、温度、その他の外的要因を「穏やか」という概念に変換して意識に植え付ける必要があります。なぜ極端に冷たい部屋や暑い部屋で眠りにくいのかというと、極端な寒さや暑さ、または強風などが「鋭い」感覚として感じられるからです。

最終章では、睡眠中に「より良い」自分に改善する方法について説明しますが、ここでの「より良い」とは理性的に知識を増やすことを含みません。多くの人が催眠を利用して英語の単語を覚えることができるかを試みましたが、確かな効果はまだ明らかにされていません。しかし、音によって引き起こされる特定の感情は、睡眠中

第6章　音声：聞こえるものは声、聞こえないものは音

に容易に取り入れることができます。例えば、不安症の人にとって、穏やかで一定のリズムを持つ音楽を睡眠時に聴くことは助けとなります。例えば、一時期、オーディオ番組『梁注荘子』（著者が出演するラジオ番組）の中で意図的に古琴をBGMにしたこともあります。昔、男性が気持ちを安定させるために古琴を使うこともありました。その理由は、桐の木質と弦の音は安定感を容易に生み出し、ほとんどの古琴の曲はメロディの起伏が少なく、リズムも比較的ゆっくりしていたからです。

■音には独自の性質がある

音には、宮、商、角、徴、羽という五音があり、それぞれが五臓にするとされています。これにはいくつかの研究がありますが、完全に明確な結論に至っているわけではありません。五臓にはそれぞれ異なる振動周波数があるとされ、宮、商、角、徴、羽の5つの音はそれぞれの臓器に入り、共振するとされています。もし信じられないようでしたら、声を数通り出してみてください。共振弁がどこにあるかを感じ、その違いを体験してみることができます。

例えば、「あ」の時には頭蓋腔が振動しているのを感じることができますし、「うん」と言った時には胸腔が振動しているのを感じます。また、「あい」という音を出してもう少し深く押し下げると、腎腔が振動しているのを感じることができます。これは、臓器の体積や組織の違いによって共振する位置が異なるためです。

中国の伝統的な養生法には「呵、嘘、呼、吹、嘻、呬」の「六字訣[84]」というものがあります。「嘘」は口の前のほうで発音しないで、古音や広東語の「嘘」の発音に似て、口の奥で発音します。実際にこれを試すと、異なる音によって体の振動周波数が変わるのを感じることができるでしょう。

声からは、その人の身体的特徴や性格の一部を推測することができ

84　気功や太極拳で用いられる呼吸法や心の鎮静法を指す言葉。

ます。例えば、飛行機内でスチュワーデスの「Ladies and gentlemen, the flight is now ascending.」というアナウンスを聞くと、その話し手の身体的特徴（背が高いか低いか、太っているか痩せているかなど）や、その人の声の共振腔がどこにあるか、喉頭の上の端なのか、あるいはもっと口の部分に近いのか、そして共振腔の位置によりその人の性格がどのようなものかを感じ取ることができます。

　私と徐文兵先生が「黄帝内経」について話し合ったとき、陰陽の二十五行について特に触れ、五行から二十五行に分けることは、実際には人々をいくつかのタイプに分けることであり、それぞれを A、B、C、D、E の五つの「型」として表していることを指摘しました。人々を主な周波数が大体一致する五つのタイプに分けるこの分類法は、周囲から「かなり科学的な分け方」と評価されたようです。

　私は飛行機の中で客室乗務員の話を聞くと、その口内の発音の位置を聞き取ることができるだけでなく、鼻炎の人、咽喉炎の人、そして肺炎の人まで聞き分けることができます。炎症があると、その声には気泡の音が混じります。医学を勉強し始めたばかりの頃は、客室乗務員たちに尋ねて自分の推測を確認してもらうことがありましたが、正解だと相手も私も恥ずかしくなりました。当時は純粋に勉強したい一心だったのですが。

■人には自分独自の周波数やリズムがある

　中医学では、「望、聞、問、切」と言われますが、この「聞」は耳で聞くことを意味します。あなたが人の話を真剣に聞くと、その声からさまざまなことがわかります。声が異なれば、共振する体の臓器も異なります。

　人はそれぞれ独自の周波数やリズムを持っているとさえ考えています。人は異なるタイプの音楽を聴くことができ、純粋なメロディーや楽器の振動だけで、悲しくなったり、楽しくなったり、さまざまな感情を感じ取ることができます。

　声は人の心理にも重要な影響を与えます。アメリカの著名な心理

学者マイラビオンの研究によると、初対面の際の印象は、容姿が55%を占めたのに対し、声は38%、言葉は7%しか占めないとの結論に至りました。

かつて『梁注荘子』のオーディオ番組を収録した際、リスナーが穏やかな音を好んで受け入れることがわかりました。また、それが眠りに良いことがわかりました。反対に、『冬呉相対論』の番組のような乱痴気騒ぎの笑い声はあまり受け入れられませんでした。以前、徐文兵先生と『黄帝内経』を収録した際、リスナーは寝る前にこの番組を聴くということを私も先生も考えていなかったために普段通りに話していたところ、リスナーから、聞いているうちに眠りそうになったが、大騒ぎの笑い声に目が覚めてしまったという苦情が多く寄せられました。一方で、徐先生の声を聞いていると、催眠をかけられたかのようにとても眠くなり、その声はとても落ち着いていてまるでそよ風に吹かれているかのようだという感想も届けられました。

それから年をとるにつれて、私もあのような騒がしい笑いをあまり好まなくなり、『梁注荘子』の落ち着いた声が一番好きになりました。時にその声を聞くと、私を癒してくれるように感じます。そのため、番組を収録する際にはイヤホンを装着して、リアルタイムで自分の声の様子を聞いています。私は、低い周波数、つまりゆっくりとした声が、人がリラックスするのに必要であり、睡眠の助けとなることに気づきましたが、ゆっくりとしただけでなく、繰り返しも大切です。

■ 「無意味な集中」：睡眠を助ける「音」

もう一つ興味深い音がありますが、何でしょうか。それは「無意味な集中」です。例えば、難解な本を手に取って読んだり、古文を逆から読んだりすると、一文字一文字に注意を払わないと読めなくなりますが、普段没頭しているものがかえって気を散らすという面白い現象が起こります。普段最も興奮する部分はロックされていて、

その興奮から逃れようと努力しても、より困難になるだけです。最良の「解決法」は、別のことに集中することです。もしその別のことが無意味で受け入れられないものであれば、興奮することもできず、他の興奮する事柄にも気を取られることがなくなり、結果として眠りにつくことになるわけです。

　ある友人は、夜、単語を覚えるようになってから、非常によく眠れるようになったと話してくれました。夜、数学の問題を解いたり、他に非常に難しい文章を読んだりしたら、2行目くらいで眠ってしまう人も多いです。なぜでしょうか？　これを「無意味な集中」と呼びますが、その集中は学習のためではなく、純粋に注意力を散らすためのものなのです。これは、なぜ何人かの不安に陥っている人が寝る時にスポーツチャンネルのレース番組を見るのが好きなのかを説明しています。その音は非常に安定しており、あなたはそれに興味がないかもしれませんが、それがあなたの注意を引くのです。このような注意力を逸らす持続的な音は、不安を解放し、不安な事柄に注意が払われなくなり、結果として不安があなたに与える影響から解放されるのです。

■知っておくべき睡眠に役立つ三種の音

　大まかに言えば、睡眠を助ける音には三種類あります。一つ目はホワイトノイズで、これは他の雑音をすべて覆い隠します。二つ目は「無意味な集中」で、これには音だけでなく、光や触感なども含まれます。この「音」には本来興味のないものに没頭させることでストレスを解消し、リラックスさせる効果があります。三つ目はガイダンスの音です。

　ガイダンスとはどのような音でしょうか。『梁注荘子』がその一例ですが、これは実際には一種の意識のガイドです。「昼間はしっかりと行動し、夜はすべてを放す」という暗示をかけ、それを絶えず強化するものです。もう一つのガイダンスは、「ヒマラヤ」などのオーディオプラットフォームで流れる催眠的なコンテンツです。「私は

第6章　音声：聞こえるものは声、聞こえないものは音

今、あなたの脳に話しかけているのではなく、ただ私が話すのを聞いていればいいのです。私が言うことを真剣に聞いてください。私が繰り返す言葉には意味があります。さあ、始めましょう。『カチカチ』という音の後に、なぜ私がこんなことを言うのかについての議論をやめてください……」と言ってから彼は話を始めます。そして、彼はあなたの体をスキャンするように全身に言葉をかけ、頭皮からリラックスするように言います。本当に頭皮からリラックスしたら、それでリラックスしたことになるのでしょうか？　そうではありません。これは注意の移動法です。表面的には、まるで催眠術をかけているかのように見えますが、実際には「偽装」した注意の移動法です。このガイダンスを使用し、普段あまり気にしないところへ注意を向けさせることで、不安を解きほぐし、緊張を和らげるのです。

第3節　音で幸福をアンカリングする

■なぜCCTVの「新聞聯播[85]」はオープニング曲を変えることができないのか？

　人間社会の全体的な安心感の欠如は、「朝の祈り」が「朝刊」に置き換わったことから始まったと言われています。新聞が発行される前は、毎日朝と夜に唱えられる言葉は同じで、それは同じ祈りの言葉でした。この朝と夜の二度の祈りは、生活の安心感にとって非常に重要な「錨（いかり、アンカー）」の役割を果たしていました。

　祈りは、強調して繰り返すことで一種の安定性を生み出し、その形が続く限り世界は変わらないと人々に感じさせます。そのためか、ある朝、中央人民ラジオ放送局の『ニュースと新聞の要約』という番組を聞いた時、感動の涙を流しました。なぜなら、幼少期に朝の6時過ぎに大きなスピーカーから流れてきた『ニュースと新聞の要約』と同じ声が聞こえてきたからです。

85　中国中央テレビ局（CCTV）の総合ニュース番組。毎晩7時から7時30分まで全国向けに放送。

メディアは時として「社会的感情の安定」の役割を演じます。中央テレビ局の『新聞連播』のオープニング曲が変わらないのも、それが変わると時代が変わったように感じるからです。今の時代は変化が大きいですが、安定して変わらないものはアンカーのように価値観を守ってくれるわけです。

　香港の TVB テレビ局の『6 時半のニュース』もオープニング曲を変えておらず、フェニックススター TV の『天気予報』もオープニング曲を変更していません。実際に変更しても良いものなのに、なぜ全く変えないのでしょうか。

　ある時、竇文濤[86] 氏は私に、自身が今担当している番組が全く面白くない、いつも同じ音楽、同じセリフを十数年も続けていると言いました。そこで、彼は劉長楽社長の元へ行き、もうこの番組はやりたくないと訴えました。すると、劉社長はアメリカのオプラ・ウィンフリーがいつも同じように番組をしていて、たまに変えることはあっても、基調は変わらないと言ったことがあるかと尋ねました。デイビッド・レターマンも今も同じやり方を続け、ラリー・キングも 2010 年に引退するまでずっと同じでした。

　社会には、その安心感を維持するために常に変わらないものが必要です。個人にとっても、自分たちの「人生の歌」や「人生のメロディー」があり、それらは自分の心の中に根を下ろしているはずです。

　ですから、私がこれから就寝前の番組を続けるとしたら、背景の音楽は変えません。一つの音楽を長年にわたって使い続けることで、確実に安心感をもたらすことができるはずですから。

　保守的であることはどのような意味を持ち、なぜこの社会は「保守」という力を必要とするのでしょうか。保守の最大の機能は、この社会がまだ続いているという安心感を人々に感じさせることにあります。変化するものは常に変わり、今日上がっては明日下がり、時間が経つと力を失います。なぜなら、それらは互いに相殺するからです。しかし、保守的なものは、何度も衝撃を受け、窮屈に見え

86　フィニクススター TV のニュースキャスター。

ることがあります。しかし、それはずっと存在し、動揺もしないので、時間が経つにつれて一つの岩となるのです。

かつて荘子は、急流の中にある巨大な岩について語りました。「この岩によって船が破壊され、乗っていた人々が亡くなることもある。だが人々は岩を責めることなく、ひたすら船頭を責める。岩はもともとそこに存在していたものだからだ」。

この話は、変わらないもの、保守的なものが安定性や安心感を提供するという考えを象徴しています。

岩がそうであり、音楽もそうであるように、人生も同様に変わらない要素が安定や安心をもたらすことがあるのです。睡眠においても、周囲を落ち着かせることが大切です。適切な温度や静かな背景を整えることで、心身ともにリラックスし、より良い睡眠を得ることができるのです。

■感覚の記憶を利用して「幸福のスイッチ」を作る

ですから、新しいベッドで寝ることはよくありません。頻繁に出張する人は、実際には「業務上の怪我」を負っているとも言え、安心感が欠如しがちです。私自身も出張が頻繁だった時期があり、朝目覚めた際に「ここはどこだ？」と感じることがしばしばありました。これはまさに「今朝何処に酒醒める」という状態です。

その次元から言うと、音、光、匂いは独自の意識を形成しているはずだと感じます。そのため、私は各人に合わせたホログラフィックシーンをカスタマイズしたいと考えています。このシーンは一度決定すると変わることなく、その香り、温度、音、光を常に保持するものです。

この考え方から、「香りのミュージアム」が発売した「涼白開」と「大白兎」の香水が大人気になった理由が理解できます。以前は香水の強い匂いを嫌う男性が多かったようですが、良質な沈香を使い、香りがきつ過ぎなければ男性も抵抗感を持ちません。

匂いは単なる匂いではなく、本質的には感情のアンカーです。特

定の匂いを嗅ぐと、瞬時に過去の特定の時点に戻れるのです。音も同様で、私が羅大佑や李宗盛のコンサートに行くことは、実際には曲を聴きたいわけではなく、自分の青春を聴きたいのです。その歌を聴いて、周りが盛り上がると、まるで若かった頃に戻ったような感覚になるのです。

　羅大佑のコンサートを聞きに台湾に行ったことがあります。私はステージから4列目に座っていましたが、音楽が始まり、羅大佑が登場して歌い始めると、私は興奮して立ち上がりました。すると、目の前にはずっしりとした禿頭が並んでいるのが見えました。そこにいたのは、みんな頭のてっぺんの髪の毛が薄くなった50代、60代の初老のファンばかりだったのです。その日、私はふと気づいたのですが、私たちが常に求めているものには、変化以外のものもあるということです。それは、変わらないことなのです。

「涼白開」の香水は、まるで小さな時に鉄鍋でお湯を沸かした時のイメージを想起させますが、実際には錆びた匂いがします。葛兆光教授（中国の歴史・文化学者）とこの話をしましたが、彼の記憶にある湯沸かしの鍋も白い鉄製のものでした。また、当時の黄色いチューブの中華歯磨き粉を青いチューブに変えたことが、ブランドにかなり大きな損失を与えたことがありましたが、私は今すぐにでも元の黄色いチューブの製品を再発売すべきだと思っています。元の味まで復活させることができれば、きっと良く売れるはずです。

　社会の全体の成熟化と高齢化に伴い、思い出は大切な資産となります。思い出の本質とは何でしょうか？　それは、アンカリングある過去の幸せな時間とつながることです。若い頃は元気で夢に満ちており、ホルモンの分泌指数も高く、ドーパミンも豊富でした。それゆえ、その時期の特定の匂いや音に触れると、その時の楽しかった脳の意識が呼び戻されるのです。

　私はオーダーメードで「就寝前の香り」を音と組み合わせて作りたいとずっと思っていました。自分で録音することも、親が子どものためにユニークなコンテンツを作成することもできます。赤

ちゃんに伝えたい話を50篇、100篇録音し、馴染みのある音楽をBGMにして、できれば落ち着く香料やアロマの香りを加えると良いです。

このように作成された物語のセットは、子どもの成長に伴って長く使われるものになりますが、その子がいわゆる動揺期に直面して焦りや怒りを感じる時、その定められたセットを使うと、すぐに幼少期の幸せな状態に戻ることができます。この定められたセットは、「幸せのスイッチ」と呼ぶことができます。

睡眠もまた一種のスイッチであり、一種の意識的アンカーにつながる通路です。ですから、匂いや音については、一方で異常な匂いや音が睡眠に干渉するのを避けたほうがよいでしょう。一方で、睡眠に安定した感覚システムを構築するべきだと思います。これには音、光、匂い、味、身体が触れる感覚、枕やベッドの匂いまで考慮に入れるとよいと思います。

また、深い睡眠の段階では、少しの音の刺激があれば、高齢者の睡眠の質と記憶力を向上させることができます。この原理は、深い眠りに入った時に脳波に近い、あるいはやや高い周波数を与えることで、神経を特定の状態にして活性化させることにあります。アメリカの有名なサウンドセラピスト、ジェームズ・ダンジロー氏によれば、声には多くの機能があり、先に述べたように安心感を与えて眠りにつくのに役立つだけでなく、より楽な方法で起こすことや、いくつか癒しの働きもあるとのことです。

■「良い眠り」のテンプレートを作る

夜になると、「今夜眠れなかったらどうしよう？　どうしたら眠れるようになるの？」と思う人も多いでしょうが、大切なのは「どうやって眠るか」ではなく、「眠っている状態はどういうものか」で、後者をより意識すべきです。

多くの人が眠った時の状態をまったく覚えていないかもしれませんが、実際にはぼんやりとでも思い出すことも可能です。例えば私

自身、本当に眠れない時には、自分自身をよく眠れたあの夜へと意識を引き戻す努力をします。または、かつてよく眠れた状態を現在に引き戻します。多くの人が良く眠れた状態を思い出せないと思っていますが、実際にはぼんやりと思い出すことができるのです。

　ある午後、広東省肇慶市の鼎湖に行った時のことを私はよく覚えています。従兄弟たちは湖で泳いでいましたが、私は疲れていたので、木陰のリクライニングチェアで横になり、蝉の声を聞いていると、眠りにつきました。とても心地のよい昼寝で、それは深く印象に残っている「よく眠れた時の記憶」です。

　そのため、本当に眠れない時には、私はあのシーンに戻るイメージをします。焦点は良い眠りを得る方法でも、眠れなかったらどうするかでもありません。これら二つの問題を考えると眠りと対立することになります。実際には、ただ一つのことを考えるだけでいいのです。気持ちよく眠りについた時の光や音、使用した毛布、その時の感覚などを思い出すことで、その状態を頭の中で再現することができるのです。

　これが私が先ほど述べたことで、子どもがよく眠れるように、そこの子どもが寝る前に必要な要素をすべて揃えておくべきなのです。そして、将来大きくなって眠れなくなった時には、そのシーンを彼らに再現してあげるのです。また、彼らが幸せな時に繋がる「リンク」も作っておく必要があります。例えば、特定の歌などがそれに当たります。悲しいとき、例えば親が老いて最期を迎えるとき、泣き崩れた子にその歌を流せば、少なくとも心が落ち着くでしょう。息子がまだ言葉を話せなかった頃、彼が笑うたびに私は決まって特定の歌を歌っていました。時間が経って、彼はその歌を聞いたことをほとんど忘れていますが、私がその歌を歌うと、理由もなく笑うのです。

　また、私にはもう一つ興味深い経験があります。息子が1歳か2歳の頃、夜泣きがひどい時がありました。その時、彼に「心経」を読んであげると、たちまち泣き止みました。しかし、しばらくして「心

経」を読まないでいると、彼は再び泣き始めました。当初はどうしてだろうと思っていましたが、後になって理由がわかりました。よくよく考えてみると、息子が母親の胎内にいた時に、私たちは「心経」のテープを繰り返し流していたのです。それが彼を落ち着かせる原因だったのかもしれません。

■意識のアンカーを使った気持ちの管理

もし私たちが人の生活の場面と彼の意識を錨（アンカー）の関係で一つに結びつけることができれば、その人の感情はある程度管理できるようになります。なぜ外国人は寝るときに羊を数えるのでしょうか？　それは、羊を数えるときに使う「Sheep」という言葉が、眠る意味を持つ「sleep」と発音が似ているからです。一方、中国人にとっては、発音上の暗示的な意味がないため、いくら羊を数えても効果はありません。中国人はむしろ水餃子を数えるべきです。「一つの水餃子、二つの水餃子、三つの水餃子」と数えることで、「餃」は中国語で眠るという意味の「覚」の発音に近いため、羊を数えるのと同じ効果が得られます。

事実、神経系統は暗示や催眠によって影響を受けます。自分自身でも自己暗示を通じてこの種の催眠を行うことができます。音の最大の特徴はその反復性と安全性にあります。それが一度何らかの意識のアンカーになれば、あなたの睡眠に役立つのです。これが私たちが睡眠と音に関して研究した最も核心的な部分です。

■ TIPS：
眠りの魔法―バラの香りを嗅ぐ

2009 年、ドイツの精神健康研究センターのマイケル・シュライダー氏は、夢と匂いの関係について研究しました。シュライダー氏のチームは、ボランティアグループに睡眠中に二つの異なる匂いを嗅がせました。そのうちの一つの匂いは非常に良い匂いで、多くの人が摘みたてのバラを連想しました。もう一つの匂いは、腐った卵

のような匂いでした。翌朝、ボランティアたちは自分の夢の内容を
語り、研究者はその内容をポジティブなものからネガティブなもの
へと分類しました。ボランティアたちは匂いのことを意識していな
かったにもかかわらず、良い匂いを嗅いだ人の夢はより美しいもの
だったという結果となりました。ですから、甘い夢を見たいと思っ
たら、寝室に好きな匂いをものを置いてみてはいかがでしょうか。

第7章
どこで寝るか：自分のベッドか、他人のベッドか

第1節　体の向きが睡眠の質に影響する

■寝る時、頭はどの方向を向けるべきか？

　どこで寝るか？　もちろん、ほとんどの人はベッドで寝ます。しかし、この話題はもう少し詳しく議論することができます。ベッドの上でどの方向を向いて寝るか？です。

　ある年、私は故宮を訪れ、故宮の建築と風水に詳しい研究者と共に故宮内を見学しました。彼は、「梁君(その時、私はまだ若かった)、故宮のベッドが全て東西の向きに配置されていることに気づきましたか？」と言いました。実際によく見ると、ベッドは本当に東西の向きに配置されていたのでした。

　当時の皇帝の権威からすると、これはおそらく彼にアドバイスをした「賢人」たちのアイデアでしょう。しかし、皇帝のベッドが東西向きであるこの現象について、迷信や盲目的な思い込みはできません。その証拠に、多くの御医を抱えていた古代の皇帝でさえ平均寿命が現代の一般人に及ばない、という理由を説明できません。しかし、これは私に一つの疑問を投げかけました。「私たち一般人は寝る時、どの方向を向くべきなのか？」。

　『黄帝内経』について話していた時、徐文兵先生は、睡眠時には頭を北向きに、足を南向きにすべきだと言っていました。「陰を負いて陽を抱き、気を衝して和を以てする」。人の頭は陽極、足は陰極です。地球の磁場内では、北極が陰極、南極が陽極です。ですから、私たちの頭—陽極は地球の陰極を向くべきで、これは電池のプラスとマイナスを合わせるのと同じです。徐先生はまた、頭を南に足を北に向けて寝てはいけない、悪夢を見やすくなるとも言いました。

163

しかし、孫思邈（唐代の医学者、道士で、「薬王」と尊称され、『千金要方』などの著書があります）は、春夏には東向きに、秋冬には西向きに寝るべきだと言っています。

「人は結局どの方向に寝れば良いのか」を検索している時に、非常に興味深い記事を見つけました。それによると「人は東西向きに寝るべきだ」とあり、その理由は地球の自転に関係があるからでしょう。考えてみてください。地球は西から東へと自転します。秋と冬には、人体の血液は頭部に留まりやすく、秋冬に頭部の気血が不足している人にとって、東西向きが良いとされます。しかし、春夏には気血が頭部に集中するため、地球が西から東へ自転する過程で、血液が足部へと流れやすくなり、頭部の血液が少なくなります。これを「中道」と呼びます。

中医学の気血理論に賛同するなら、北半球に住む人にとっては、秋冬には頭部にもっと血液を留めるために頭を西に向けて寝、春夏にはもっと血液を足部に流すために頭を東に向けて寝るべきです。これは、私たちの気血が秋冬と春夏で浮き沈みが異なることに関連しています。

ところが、異論を唱える人もいます。地球の自転は加速度運動ではない、まるで、馬力のある車に乗って、アクセルを踏み込んだ時にだけ後ろに押される感覚があるのと同じではないか、地球の自転は等速運動であるからそのような問題は存在しないと。その後いろいろとリサーチを進めると、南向きに寝る人もいれば、北向きに寝る人もいる、東向きに寝るべきだと主張する人も、西向きに寝るべきだと主張する人もいました。さらに、「どの方向に寝るかは実は重要ではない」と言う人もいました。

■どの方向に寝ても、以下の場所は避けるべきだ

そこで問題が生じます。「ベッドでどの方向に寝るか」です。考えてみると、どの方向に寝るにしても、以下のようないくつかの注意点があると思います。

1. エアコンが直接当たる場所で頭を置いて寝ないこと

第7章　どこで寝るか：自分のベッドか、他人のベッドか

　　夏に寝る時、体の抵抗力が比較的低下しているため、エアコ
ンの風が直接頭に当たると風邪を引きやすくなります。これは
科学的に証明する必要はなく、生活経験がある人ならよく知っ
ていることでしょう。年を取った人がエアコンや扇風機の風に
一晩中さらされると、翌朝頭が痛くなることがあります。
2. 道路の方向に頭を向けて寝ないこと

　　道路沿いに住んでいると、通り過ぎる車の騒音に悩まされま
す。若くてまだ知識が足りなかった時に香港で交差点近くの部
屋を借りた経験がありますが、非常に苦痛でした。車の発進音
やブレーキの音で一晩中眠れないことが多く、ひどく苦しみま
した。これらの騒音によって深い眠りに入るのを完全に阻害さ
れました。
3. トイレに向かって頭を向けて寝ないこと

　　香港の風水の雑誌で「トイレの方向に頭を向けて寝ると神経
を害する」という記事を読んだことがあります。具体的な理由
はわかりませんでしたが、少なくとも普通に考えれば、便器か
ら漏れる水音が夜の睡眠に影響を与えるのは明らかです。
4. 電磁波が多い方向に頭を向けて寝ないこと

　　非常に素晴らしい5つ星のホテルのベッドに横たわっていた
時、突然ある大切なことに気づきました。それは、ホテルの部
屋のレイアウトは全て同じで、隣の部屋のテレビと壁一枚隔て
た位置に自分の頭があることでした。通常、Wi-Fiや電線はそ
の壁の中にすべて埋め込まれているので、実質的に一晩中隣の
テレビと頭を並べて寝ている状態だといえます。電磁波は脳に
影響しないと言う人もいますが、バッテリーや充電器、Wi-Fi、
テレビに囲まれて寝ていることに意識が向くと、心理的に快適
にはなれません。

■できるだけ頭を干渉から遠ざける

多くの人は寝る時、ベッドの頭元に携帯電話を置いて充電してい

ます。関連の報告書では、携帯電話の放射線は非常に弱く、体に影響を与えることはないとされています。しかし、私自身の経験では、携帯電話で長時間電話をした後、電話を耳に近づけた側の頭が少し痛くなることがあります。そのため、もし自分が敏感で、普段から少し長く電話をすると電磁波が自分に影響を与えると感じるなら、夜に寝る時にベッドの枕元で充電する携帯電話は、確実にあなたに影響を与えるでしょう。たとえそれが心理的な影響であっても。ですから、頭を可能な限り干渉（音、電磁波、光など）が少ない場所に置くべきです。そうすることで、私たちの睡眠の質の向上に役立つ可能性があるのです。

■ TIPS：
お年寄りのベッドの設定には工夫が必要

「寝床は特別に高くも広くもする必要はない。いつもの規格より三分の一低く設定することが好ましい。なぜなら、低いと上がり下がりが容易であり、狭いと風が中に入りにくいからである」この文章は北宋の陳直が書いた高齢者の養生に関する専門書「養老奉親書」からのものです。これは高齢者のベッドの高さについて具体的な規格を出したものです。簡単に言うと、高齢者のベッドの高さは通常のベッドよりも3分の1程度低くすべきです。その理由は何でしょうか？　それは、ベッドからの上り下りを容易にし、高齢者がベッドから降りる際に重心が不安定になり転倒するのを防ぐためです。具体的な高さとしては、40〜50センチメートルが適切であるとされていますが、人によって身長が異なるため、ベッドの高さはその人の膝蓋骨の少し上程度に設定するとよいでしょう。

　高齢者のベッドの幅に関しても配慮が必要です。私たちは夜に寝る時に部屋のドアや窓をしっかり閉めることはお勧めしません。そうすると室内の空気の流れが悪くなります。しかし、夜風が吹き込むと高齢者は体が冷えやすくなるので、ベッドの幅を少し狭くすることで保温効果を高めることができます。しかし、あまりに狭すぎ

第7章　どこで寝るか：自分のベッドか、他人のベッドか

るベッドは体を圧迫し、血液の流れに悪影響を及ぼす可能性があるので注意すべきです。一般的には、ベッドの幅は高齢者が仰向けに寝た時の幅よりも30～40センチメートル広い方が良いとされています。

■向きにこだわらなければ、もっとよく眠れる

　私は実験をしてみました。広いベッドで横になって色々な方向に寝てみた結果、頭を北東に足を南西に向けて寝ると最も良く眠れることがわかりました。現代社会において、人がどの方向に向いて寝るかについて深く悩む必要はあまりないのかもしれません。なぜなら、真南向きや真北向きの住宅を手に入れるのが難しいからです。頭を真北、真東、真西に向けて寝ることにこだわると、そのこだわり自体がかえって自分を悩ませる原因になる可能性が高くなります。

　ですが、何よりも、自分の頭の中が静かで、空気の流れや電波、音などが安定している場所にあることは間違いなく良いことです。

　私自身の経験を皆さんと共有したいと思います——私は、エアコンの風が頭に当たらないようにするだけでなく、実は足もエアコンの風に当たらないようにするべきだと気づきました。以前、私は体内の火気[87]が比較的強かったので、寝る時によく足を布団から出していましたが、その時はエアコンの風に常に当たっていました。後になって、それが足首の関節痛の原因になっていたことに気付きました。風に当たり続けることで炎症を引き起こすのは、私自身のこの経験からも明らかです。

　結局のところ、自分自身にとって良いことを時間をかけて行うことで、「真面目に生きている」という心理的な満足感を得ることができます。

　世の中には我慢する人とこだわる人の二種類の人間がいますが、条件が許す限り、そんなに我慢せず、人生は約3万日の夢から成り立っていますが、ひとつひとつの睡眠を大切にすべきです。

87　中医学で、体内の過剰な熱や炎症を示す概念。

167

第２節　寝る場所が睡眠の質に影響する

■寝室はどのくらいの広さがよいか

　寝る部屋は広い方が良いのでしょうか、それとも狭い方が良いのでしょうか。ある日、私は友人に豪華なホテルの広い部屋に泊ろうと誘われました。彼は「君のために顔を立てて、ホテルの最も広いプレジデンシャルスイートルームに泊まろう」と言い、私たちはその部屋に泊まりましたが、その夜は本当に辛くて、翌日は頭がぼんやりとして、全く眠れなかったように感じました。

　後に、とても狭い部屋で寝たことがありますが、そのときは、逆によく眠れました。そこで私は、部屋の大きさが私たちの睡眠に関係があるのかどうか、多くの人に尋ねてみました。広い部屋では酸素が豊富で一晩中酸素不足にならないという意見がありますが、一方で部屋が広すぎると、人の「気」が散ってしまうため、狭い部屋の方が「気」を集めやすいという意見もあります。

　実際に観察してみたことがありますが、故宮の中で皇帝が寝る部屋はすべてとても小さかったことから、これはやはり「気」を集めることに関係があるのではないかと思いました。しかし、「いや、昔は部屋を暖めるのが難しく、小さい部屋の方が保温効果が高いためではないか」と言う人もいました。これは一理あるようですが、皇帝であれば部屋の温度を上げることくらい難しくはないはずです。一声発すれば、たちまち使用人が現れ、部屋ごと暖めることができるはずだからです。

　さらに他には、部屋が狭いと閉所恐怖症になると考える人もいます。「この閉所恐怖症は、生まれたときにへその緒が首に絡まり、産道で挟まれたことによる後遺症ではないか」と言う人もいます。ある時、ヘリンガー（Bert Hellinger）氏の「ファミリーコンステレーション」（Family Constellations）というイベントに参加しました。そこでは閉所恐怖症の女性から小さくて暗い部屋にいるととても怖くなるという話を聞きました。そこで彼らが行ったイベント

第7章　どこで寝るか：自分のベッドか、他人のベッドか

では、彼女が生まれる場面をシミュレーションしました。彼女が出生のプロセスを終えると、主事はその女性に「ご誕生おめでとうございます」と言ってから、「生まれた時、へその緒が首に絡まっていて、お母さんが難産になるところだったのではないですか？」と女性に尋ねました。その女性は「はい」と答えました。つまり、彼女が生まれる瞬間に感じた恐怖と圧力がその後もずっと残っていたために、閉じられた空間を怖がるようになったわけです。

　この事例から見ると、一見荒唐無稽または信じがたい理論も、全く根拠のないものではないことがわかります。

■ベッドカーテンはもっと安心して眠れるようにすることができる

　フランスのベルサイユ宮殿を訪れた際、ナポレオンが使用した部屋を見学しましたが、その部屋は非常に広かったです。ナポレオン自身は背が高くなかったため、彼のベッドは実際にはそれほど大きくありませんでした。私は、あれほど小さなベッドが壁や窓に複雑な壁画が描かれて天井が高くて広い部屋に置かれているのを見て、ナポレオンはこの部屋でどうやって快適に眠れたのだろうと疑問に思いました。

　そこで、ガイドは言いました。「あなたは非常に細かい点に注目されましたね。ナポレオンがこのように大きな部屋で心地よく眠れたのは、立派なベッドカーテンがあったからなんです。寝る時、そのベッドカーテンが彼をしっかりと覆っていたのです」。

　これは古代中国に存在していた小さな家のようなベッドと非常に似ています。夜にベッドカーテンに囲まれると、部屋の大きさに関わらず、その中で安心して眠ることができたのです。

　私は江南地方のホテルに宿泊したことがありますが、その部屋にはベッドにベッドカーテンがついていて、とてもよく眠ることができました。そのベッドカーテンはシルク製で通気性が非常に良かったため、寝ている間に酸素不足を感じることはありませんでした。

169

私はその比較的小さな空間でも居心地が良かったので、とてもリラックスして眠ることができました。

　後日、友人から「部屋の広さは重要ではなく、あなた自身の間取りが重要だ」と言われましたが、自分自身の間取り、いわゆる人間としてのスケールまで話に持ち出されると、部屋が広いか狭いかという次元では話になりません。

　また、別の友人は「とにかく、寝室に多くの植物を置くのは良くない。特に仏手蓮のようなものは避けるべきだ」と言いました。私が「なぜ？」と尋ねると、「仏手蓮には毒があり、その毒の水分が皮膚に触れると刺激を受ける。触れなければ問題ないと思うかもしれないけれども、植物は夜にも酸素を消費し二酸化炭素を放出するから、部屋に植物がたくさんあると、夜に酸素が不足してしまうんだよ」と説明されました。そこで、私は「道理にかなっているように聞こえるけど、それなら、窓を少し開けておけばいいのではないか」と言いました。

　しかし、夜に窓を開けておくと「虚邪隙風」という風が入ってくるという考え方もあります。「隙風」とは何でしょうか。それは、気付かないうちにこっそりと吹き込む風のことです。私は後に、とても小さい隙間から吹き込む風が大変身に沁みるもので、広い隙間から吹き込む風よりも鋭いことに気づきました。これも私の個人的な感覚です。

　ですが、そのために部屋全体を密閉するのも適切な対応とは言えません。後に誰かが「考えすぎですよ。空気の分子は非常に細かいので、私たちのいる空間を完全に密閉することは不可能です。だから、酸素のバランスは常に適切に保たれています。」と言っていました。

■寝室の広さは人によって異なるが、大き過ぎても小さ過ぎてもよくない

　では、一体どのくらいの広さの部屋が睡眠に適しているのでしょうか？　私には特に良い答えがあります。──それは人それぞれです。

これは学術的にも非常に正しいです。自分自身で試す必要があります。
「一体どんな基準があるのか？」と尋ねる人も多いでしょうが、実
は「基準がない」ということこそが、この世で最も重要な真実です。
なぜなら、個人差があるからです。生活の質にこだわる人は、広い
部屋で寝るべきか狭い部屋で寝るべきかをよく考える必要がありま
すが、すべての人が気にするほどのことではありません。人それぞ
れ状況が異なるからです。

　しかし、部屋が広すぎても狭すぎてもよくないことは間違いあり
ません。広いとはどの程度のことでしょうか。30平米を超える寝
室はかなり広いと言えますが、もし60平米もあるようなら、でき
るだけベッドカーテンを使用して寝た方が良いでしょう。

　一方で、狭いとはどの程度のことでしょうか。カプセルホテルの
ように狭く、中に入って横になると、まるで王陽明が棺桶の中で横
になって「龍場悟道」をする場面を思い出させるでしょう。もしこ
れによって生死を超越し、死に直面しながら生きることができれば、
それはありがたい人生の修行になるでしょう。しかし、毎晩そのよ
うな修行をして人生を悟る必要などありませんよね？　ですから、
部屋が狭すぎるのも適切ではないと言えるでしょう。

■ TIPS：
薬枕で寝ると気血がよくなる

　南宋の詩人、陸游は一生を通じて多くの苦難を経験しましたが、
そのような医療・衛生条件が極めて厳しい時代に、85歳の高齢ま
で生きました。健康法にこだわりを持つ陸游には、「薬枕」による
独特の健康法がありました。

　中医学は「頭はすべての陽の集まる場所」「脳は元神の宮殿」と
考えています。頭部は血管や神経が非常にたくさん分布している部
位です。薬枕の中の薬草の薬効が頭部に作用することで、清心明目、
健脳安神、陰陽の調和を図ることができます。

　特に不眠症には薬枕が有効です。中医学の鑑別療法の理論に基づ

くと、不眠症用の薬枕の処方は主に以下の5種類になります。

1. 肝火失心による不眠症に効く薬枕
   ＊適応症状：不眠や多夢、一晩中眠れない、怒りっぽい、頭痛、目が赤い、耳鳴り、口が渇いて苦い、食欲不振、便秘、尿が黄色い、舌は赤く舌苔は黄色。
   ＊薬草：鉤藤（コウトウ）500g、ロブ麻の葉 1200g、ケツメイシ 1000g。
   ＊使い方：薬草を天日干し後、鉤藤とロブ麻の葉を適当に砕いてケツメイシと均一に混ぜ合わせ、ガーゼで包んで封じ、枕の中に入れて薬枕を作り、15日ごとに薬材を交換する。
   ＊効能：疏肝散熱、鎮心安神。

2. 痰熱失心による不眠症に効く薬枕
   ＊適応症状：いらいらして眠れない、胸が詰まる感じ、吐き気、口が苦い、頭が重い、目がくらむ、舌がやや赤い、舌苔は黄色でぬめりがある。
   ＊薬草：白マスタード 1000g、サポニン 100g、ウコン 200g、石菖蒲 200g、陳皮 500g、アニス 50g、氷片 20g。
   ＊使い方：薬草を天日干し後、適当に砕いて枕の中に詰めて薬枕を作り、15日ごとに薬材を交換する。
   ＊効能：化痰清熱、和中安神。

3. 心脾両虚による不眠症に効く薬枕
   ＊適応症状：入眠困難、夢をよくみる、目覚め易い、動悸、忘れやすい、疲労感、少食、めまい、四肢のだるさ、腹の張り、軟便、顔つやなし、舌の色が薄い、舌の苔が薄い。
   ＊薬草：当帰 350g、オウギ 250g、甘松 200g、白朮 200g、陳皮 200g、ぶく苓（リョウ）200g、熟地黄（ジュクジオウ）200g、葛根（カッコン）200g、酸棗仁（サンソウニン）150g、木香（モッコウ）50g。
   ＊使い方：薬草を天日干し後、適当に砕いて枕の中に詰めて薬

第7章　どこで寝るか：自分のベッドか、他人のベッドか

枕を作り、15日ごとに薬草を交換する。
　＊効能：心脾補益、養血安神。

4. 心胆気虚による不眠症に効く薬枕
　＊適応症状：いらいらして眠れない、事あるごとに驚く、動悸・
臆病、緊張・不安、自汗・息切れ、倦怠感、舌の色が薄い、舌
の苔が白い。
　＊薬草：琥珀コハク50g、夜交藤ヤコウトウ300g、酸棗仁200g、クコ実200g、
蚕砂サンサ200g。
　＊使い方：酸棗仁、夜交藤、クコ実を天日干し後、琥珀と一緒
に研いで蚕砂と混合し、枕の中に詰めて薬枕を作り、15日ご
とに薬草を交換する。
　＊効能：益気鎮驚、安神定志。

5. 胃気不和による不眠症に効く薬枕
　＊適応症状：不眠や多夢、胃腹の張りと痛み、悪心嘔吐、酸性
の胸焼け、便秘、舌の苔が黄色くぬめりがある、もしくは乾燥
している。
　＊薬草：テンマ80g、竹茹100g、石菖蒲セキショウ100g、桑の葉200g、
蓮の葉200g。
　＊使い方：竹茹をパルプ状に砕き、他の薬草と天日干し後、粉
末にしてガーゼで包み、枕の中に詰めて薬枕を作り、15日ご
とに薬草を交換する。
　＊効能：疏肝和胃。

■頭の上にガラスや鏡があると安心して眠れない

　部屋の大きさ以外に、実は非常に重要な要素がもう一つあります。
それはベッドサイドランプです。寝室にクリスタルランプを設置す
る人が多いですが、考えてみれば、たとえそのランプを消して眠っ
ても、実は潜在意識の中には常にこんな心配がかすかに存在してい

るのではないでしょうか。つまり、頭の上にぶら下がっているクリスタルランプが落ちて自分に当たるのではないかという心配です。

　もちろん、もっと過剰なケースもあります。部屋の天井一面をガラス張りにするのが好きな人たちのことです。ある友人の家に行ったら、なんと居間の天井に鏡が貼ってあったので、「これはまさに『杯弓蛇影』の物語だね」と思わず口にしてしまったものです。

　確かに、夜一人で寝るとき、上の方に何となく影が揺れているのを感じたら、精神的に緊張します。子どもの頃は頭上にガラスがあることに慣れていなかったのですが、大人になってからそれを面白いと思って頭上に貼り付けてみたら、かなり怖いと感じました。やはりベッドの両側にもガラスや鏡をできれば置かない方が良いでしょう。光を反射するため、睡眠の質に影響を及ぼします。

　結局のところ、寝るときは自分をできるだけ安全な状態に保つことが非常に大切だといえます。なぜなら、安全な状態にあるか、自分が安全だと感じている状態でなければ、本当にリラックスすることはできないからです。

■尖ったものをベッドに向けない

　寝る空間については、もう一つ興味深い考え方があります。それは、ベッドに向かって鋭いものを置かないということです。これは直感的に理解しやすいでしょう。鋭いものを前にすると、無意識のうちに緊張するからです。自分の目に見えなければ大丈夫だと思うかもしれませんが、そう単純ではありません。なぜなら、多くの場合、私たちは暗示の影響を受けやすいからです。

　アメリカの映画で、登場人物の一人が「1から7までの数字の中で、君が思い浮かべたのは3だろう？」と尋ね、相手が「どうしてわかったの？」と驚くシーンがあります。それは、その人が部屋の中を歩いている時、誰かがそのそばに3の数字が書かれた看板を立てていたからです。その後、エレベーターでは3にちなんだ音楽が流れ、さらに3という記号がついた服を着た人が彼の前を

通り過ぎました……彼はそれらを意に留めていなかったかもしれませんが、潜在意識や無意識によって捉えられていたのです。

　同じように、鋭いものがベッドに向けられている場合も、たとえそれを意識しなくても、その影響を受けることになるのです。目を閉じていても、誰かが鉛筆の先をあなたの眉間に近づければ、なんとなく緊張するでしょう。ですから、鋭いものがベッドに向けられていると、何らかの微妙な影響があると言えます。人は無意識の中でもさまざまな情報を受け取り続けるのです。

　改めてもう一度言いますが、部屋が大きすぎると安心できない人もいます。一方で、部屋が小さすぎても安心できません。頭の上の方にガラスや鏡があると、安心感を得られません。針のような尖った物に向けられると、やはり安心感を得られません。しかしこれらの条件は、すべて外的な要因に過ぎません。本質的には、自分が安全な環境で眠りにつくことが最も重要なポイントなのです。

第3節　あなたには良いベッドがふさわしい

■良いベッドは体にフィットするものでなければならない

「どこで寝るか」という質問の答えは簡単です——もちろんベッドです。良いベッドは、私たちの身体の圧力を軽減してくれるものです。中学の物理の知識があればわかるように、同じ圧力でもストレスとプレッシャーは異なる概念です。例えばハイヒールを履く場合、ある人は体重が50キロ（重い人によっては100キロ）もの重さをヒールにかけますが、ハイヒールのかかとの接地面積が非常に小さいため、圧力が非常に大きくなります。

　この点を甘く見てはいけません。実際にベッド上で多くの人の身体がベッドと十分に接触していないのです。これがさまざまな問題を引き起こしています。例えば、S字型の体型をした、特にヒップが大きい女性はベッドの上で横になると、彼女の腰は空中に浮いており、そのため腰の部分は圧力を受ける部分に含まれず（この部分

の面積はおそらく 1/2 平方メートル、あるいは 1/4 平方メートルかもしれません）ベッドに接する部分が受ける圧力がかなり大きくなります。

作用と反作用の強さは同じものです――ベッドに横になっているあなたの重さがどれだけであれ、ベッドは同じ重さの圧力をあなたに返します。

私たちの診療所には整形外科医が多くいます。ある期間、私は整形外科医と一緒に勤務をしていましたが、細いウエストに大きなヒップを持つ女性が自分の腰椎椎間板ヘルニアについて話しているのをよく見かけました。医師が「どのような動きをして腰椎間板ヘルニアになったのですか」と尋ねると、「特に何もしていない」と答える人がほとんどでした。

後で「どのように寝ているのですか」や「あなたのベッドはどのようなものですか」などと質問の仕方を変えてみたところ、彼女たちの回答からベッドが硬すぎることがわかりました。そのために体とベッドとの接触面積が十分でなく、体への圧力が非常に大きくなっていたのです。

背骨も S 字型の体型で不自然に曲がることがあります。長時間不自然な姿勢でいると、「水滴も石を穿つ」のことわざのように、最終的には腰椎間板ヘルニアになります。腰椎椎間板は内側にも外側にも突き出ることがありますが、その一因は尻部が圧迫されることにあります。また、ずっと横向きに寝る人もこの問題を抱えがちです。

子どもの微小循環はスムーズです。それは、彼らの体には障害点がそれほど多くないからです。そのため、時には寝相が少し歪んでいても、彼らは痛みを感じることはありません。子どもは成人に比べて気血の流れがスムーズで、姿勢が悪くて生じた痛みがあっても、たちまち解消されます。しかし一方で、年齢とともに人の微小循環は悪化し、長期的に圧迫された箇所が微小循環に影響を与えやすくなります。その結果、体は「あなたが私を圧迫している」と訴えます。

そうなると、寝返りを打つ必要があります。この寝返りは圧迫さ

れた部分の圧力を解放するためですが、当然、寝返りを多く打つと睡眠の質に影響してしまいます。

実際、これには別の因果関係があります。夜に頻繁に寝返りを打つことで睡眠の質が悪くなると言う人もいれば、浅い睡眠から深い睡眠、そして REM 睡眠へと移行する過程で体に痛みというストレスがかかったため、その過程での進行がうまくできずに浅い眠りの段階で止まってしまったと言う人もいます。

理論的には、良いベッドは体の各部分に十分フィットするはずです。スプリングマットレスは上下の圧力しか受けませんが、最近は多方向からの力を受けるラテックスマットレスが流行しています。ラテックスマットレスはあらゆる方向からの力を受けるため、どのような角度でこのベッドを押しても、完全な形であなたを包み込み、支え、可能な限りフィットさせるため、自然と良く眠れるようになります。

しかし、デメリットも存在します。もしあなたの家のベッドがあまりにも良いと、あなたの「ベッド耐性」が低下する可能性があります（閾値が高くなり、他のベッドで寝ることに慣れない）。ですから、敏感な人はベッドを変えた後、うまく眠れなくなることがあります。

それは、まるでおとぎ話の中のエンドウ豆のプリンセス（アンデルセンの童話での主人公）のように、何重ものマットレスの下の1つのエンドウ豆を感じ取ることができるくらい敏感な状態です。

■同じベッドで寝ても、それぞれが修行する

よく眠れない人は、日常生活で様々な方法を使い、様々な理由（あるいは言い訳）を見つけて他人を非難することがあります。事実に基づいて彼と議論できると思っても、実際にはそうはいきません。単によく眠れないことによる鬱憤を晴らしているに過ぎないからです。これは人の本能であり、私はまだよく眠れないのに気性が良い人には会ったことがありません。

そのため、良いベッドは、体にフィットし、できるだけ体との接触面積を広げ、圧力を減らし、寝返りの回数を減らすことができ、質の高い睡眠周期をより安定させるものであるべきでしょう。

最近、「一つのベッドで二つのマットレス」が流行しています。夫婦は一つのベッドで寝るのですが、お互いの感情は夫婦からパートナー、そして矛盾を持った仲間へと変化していきます。部屋の広さに限りがあり、世間体を気にするため、別のベッドで寝ることはしません。ですが、一つのベッドで寝るにはそもそも無理があるのです。特に体重が異なる場合は、一方が寝たばかりにも関わらず、もう一方が急に腰を下ろしたために、先に寝た方が跳ね上がり気分悪く目を覚ますことが少なくありません。最も恐ろしいのは、教養がある人々です。——教養がある人はその場では堪えますが、そのうち心の内に傷を負うでしょう。

発散できない感情は「内側」へと向かい、様々な心の中でのドラマを演じ始めます。白目を剥く人が必ずしも悪い人というわけではありませんが、夢の中で誰かに白目で見られるほど怖いことはありません。

同じベッドで眠りながら、各自で修行するということは、一つの大きなベッドに二つのマットレスを置くことで体現できます。私は特に、二つの小さいベッドを並べて各自が各自のマットレスで寝ることを推奨します。これにより、別々にしっかり眠ることができると同時に、「二分」でありながらも「一元」の感覚を保つことができるのです―「一つのスイカを半分に切り、左側をあなたに、右側を私に」―太極拳をするのと同じようなものです。

■ベッドの下に細菌を含む可能性があるものを一切置かない

ベッドに関しては、もう一つ非常に議論に値する話題があります。多くの人がベッドの下のスペースを活用したいと考えていますが、特に居住スペースが限られている家庭では大きなベッドが占める割

第7章 どこで寝るか：自分のベッドか、他人のベッドか

合が大きいので、ベッドの下のスペースを工夫して利用しようとする人もいます。――そして、ベッド下に様々なものを収納することになります。

ある年、家に帰ると、母が私のために引き出し付きのベッドを用意していたことに気づきました。それだけならまだしも、彼女は靴を引き出しに入れていたのです。そこで私は母に「この靴はきれいに洗っていないし、前に履いたものだから、中には置かないで」と言いました。母は「ああ、ごめんね、すぐに取り出すから」と答えました。当時は、母は私の考えをよく理解してくれていると思いました。

一部の純真で正直な年配の方々は、家に現金がないと落ち着かないため、ベッド下に箱を置き、その中に現金を入れます。しかし、人に知られるのが怖いので、その周りに段ボール箱を積んだり、古着を詰め込んだりしてごまかしますが、結局は、それらは細菌が付着したものばかりです。

もしベッド下に細菌がたくさんいた場合、そのうち細菌は確実にそれなりの方法で「反撃」してくることになります。このように、ベッド下の空間の利用方法には慎重になるべきであり、衛生面も考慮する必要があります。

■ホテルではどうしたらよく眠れるか

少し常識的な人なら誰でも知っていることですが、どんなに高級なホテルであっても敷布団やマットレスの取り替えは行わず、大抵はシーツを交換するだけです。枕も同様に枕カバーを交換するだけです。人が寝た際に垂らしたよだれがその薄いシーツを通して敷布団の中まで染み込むことはよくありますが、想像するだけで恐ろしくなります。

そのため、ホテルに泊まるたびに、そのベッドの上で、私はどれくらいの人の体と魂と時間、空間を共有したのだろうと考えずにはいられなくなります。もちろん、これは時空を超えるような概念となりますが、科学的、あるいはミクロ的な角度から見れば、彼らが

残した細菌や汗は常にマットレスの中に浸透して存在していると言えるでしょう。

それゆえ、できれば出張を避けたいものですが、「しょうがないよ。うちの仕事は出張しないとやっていけないんだ」と言う人も多いでしょう。もしそうであれば、出張の際には少し厚手のシーツと枕カバーを持参することをお勧めします。ホテルのベッドの上に自分のシーツを敷けば、より安全かつ衛生的で、また、シーツは自分の持ち物であるため、その匂いや肌触りが自分に安心感を与えてくれます。

宿泊するホテルを頻繁に変える人には、少し同情せざるを得ません——彼らは非常に強力な免疫システムを持っていなければ、さまざまな非情なこれら細菌と共存できないからです。一つのベッドの上で、あなたと無数の人が時空を超えて重なり合っている、そんな想像に耐えられるでしょうか。

ある友人が勧めてくれた方法があります。彼があるホテルに宿泊しに行った際、部屋に入るとすぐにカーペットのカビの臭いがしました。それだけでなく、寝室を覗いてみると、シーツにも少しカビがありました。とても臭くて受け入れ難いものでした。その日、彼はちょうど食事会に参加しましたが、最後に茅台酒が少し残っていたのでホテルに持ち帰りました。部屋に着いてから彼はその茅台酒を少し灰皿に注ぎ、火をつけて燃やしました。気化してしばらく経つと、なんと部屋中のカビ臭が一掃されたのです。ですので、機会があれば試しても良いかもしれません。ただ、安全には十分注意してください。

私たちとベッドの関係は、ある意味で私たちと私たち自分自身との関係の投影でもあります。ぐっすり眠れる人は性格も良く、次の日を楽しみに満面の笑顔で迎えるため、その運もきっと良くなるでしょう。

第 8 章　いつ寝るか：時間はリズムである

第 8 章
いつ寝るか：時間はリズムである

■私たちはなぜ睡眠を惜しむのか

　私はよく、自分だけで楽しめる趣味を持つ人が羨ましく思います。例えば、クラリネットが好きな友人は、一日に 6 時間も 10 時間も演奏し続け、音楽の世界に没頭して、まるで自分自身と友達になって遊んでいるかのようです。

　この話から始めた理由は、睡眠に関して「人はなぜ睡眠が必要なのか」という質問に加えて、「人はなぜ睡眠をとらないのか」という別の質問ができることに気づいたからです。もちろん、これは睡眠障害がある人や、仕事の接待で飲酒や食事に追われている人を指すのではありません。眠ることができ、すぐに眠りに入ることができるにもかかわらず眠らない人たちのことです。

　これらの人たちはなぜそのような習慣を持つのでしょうか？　それは、自分自身と遊べる趣味を見つけたからです。以前は、教養の高い人たち、例えば音楽家、書道家、あるいは座禅を組み瞑想する人だけが、自分で遊ぶ道具で時間を「潰す」ことができ、それに没頭して楽しむことができました。

　中国文化において面白いのは、自分自身で遊ぶものが多い点です。例えば、釣り、琴を弾くこと、座禅、そして生け花や写経など、これら中国の伝統文化に関連する娯楽活動には、自分自身と遊ぶというとても重要な特徴があります――それは、自己との遊びの芸術です。

　その後、スマートフォンの登場により、訓練を要する技能を身につけなくても、手軽に自分を楽しませることができる玩具が手に入りました。スマートフォンを使って好きなニュースや動画に没頭す

181

ることもできれば、インターネット上で自分がやりたいことを楽しむこともできます。

■自由な一人の時間を楽しむことには中毒性がある

私は時々思うのですが、人が睡眠を取らないのは都市生活においてよくある現象で、その背後には自由な一人の時間を持ちたいという願望が隠されているのではないのでしょうか。この自由なひとりの時間を求める心理は、孤独を好むことではなく、一人の時間を楽しみたいという願望から来ています。孤独は自分に対する不満や哀れみを含んでいますが、一人の時間というのは一人でいる状態を楽しむ時間です。

特に今の「社交が強く求められる」の時代では人々は忙しく、多くの事務作業に追われています。他人との付き合いを止められず、止めようとしないため、昼間の時間が自分と他者で断片化されたような状態になってしまいます。その一方で、夜は一人で映画を見たり、ネットで好きなブログを読んだりして、一日をバランスよく終えます。

二年前、「ヒマラヤ」の創業者である余建軍氏と陳小雨氏と話す機会がありました。睡眠の問題に話が及んだ時、余建軍氏は「寝るのが惜しい」と言いました。最初はそれがとても不思議に思えましたが、徐々に彼の考えが理解できるようになりました。彼は非常に性格が良く、常に物事に真剣に取り組む人です。そのために毎日夜遅い時間になると、つまり、他の人たちが眠りについて、もう誰も彼に連絡しなくなったとても遅い時間になって、彼はようやく一人の時間を持つことができるそうです。

■最初は眠りたくなっただけなのが、後に眠れなくなった

ある日、会社で同僚と月次決算書をチェックしていた時、休憩中に廊下に出てタバコを吸っていると、突然、強烈な記憶が蘇りました。大学時代、私は寮で受動喫煙に悩まされたくないからと逆の発

第8章　いつ寝るか：時間はリズムである

想でタバコを吸い始めたのですが、その時は癖にならずいつでも止められると考えていました。しかし、いつの間にか、会議中でも抜け出してタバコを1本吸わないといられない人間になってしまったのはなぜでしょうか。

　最初は単に面白半分で、自分でコントロールできると軽く見ていました。しかし、習慣ができあがってしまい、止めて放棄したはずの欲望に自分が囚われることになってしまったのです。多くの人が最初は眠りたくないと思っていたのに後になって眠れなくなるのは、最初の欲望に拘束され、徐々にどうしようもない無力感に陥るのです。

　私も長い間、自分もそんな人間の一人であると思ってきました。人は日中、仕事が完了していない、自分がやりたかったことを達成していないと感じたりすると、夜はより自由に自分を解放するようになります。

　多くの人は夜11時から午前1時、あるいは2時までの自由な個人の時間を貪ることでしょう。しかし、その快楽を選択すると同時に、それは未来への貸し出しであり、将来問題が発生する前兆である可能性だと認識しておく必要があります。

　したがって、後になって眠れなくなることは、最初に眠りたくないと思ったことと深く関連しているといえます。

■未来の全ては、現在の習慣による結果である

　眠りたくないと思うことについて、以下の四つのことが言えます。

　第一に、人がなぜ眠る必要があるのかを理解するためには、「人がなぜ寝ないのか」という逆の観点から考えることが有効です。まさに「諸相を非相にて見て、即ち如来を見る」という「金剛経」の言葉のように、物事の本質を深く見ることが大切です。

　第二に、人々が眠らない理由は、単に眠れないからではなく、寝ることを惜しむからであることが多いです。その背後には、自由なひとりの時間を求める深い欲求が隠れています。

183

第三に、この自由なひとりの時間は、実は中国の多くの伝統芸術や国学において、喜びの方法として非常に重要な心法です。

　第四に、快楽を追求することは、それが将来的に眠れない状態へと導く「手付金」としての代償になり得るということをはっきりと認識する必要があります。

　これらを意識した時、ある種の決断力が生まれます。その決断力とは、「将来、このような代償を払う可能性があることを知っているが、今は遅くまで起きていることを選択する」というものです。

　将来の結果を知っていながら、それでもその選択をすることと、将来の結果を知らずに選択することとの間には、重要な違いがあります。その違いは、いつか眠れなくなったときに、その原因が自分自身にあることを理解しているため、不眠症に対して怒りや憎しみ、絶望や不安を抱くことがないということです。なぜなら、これが自分自身が積み重ねてきた習慣の結果であると自覚しているからです。

　この認識を広げると、私たちは将来の人生に落ち着いて向き合うことができます。なぜなら、未来のすべては、現在のさまざまな習慣による結果であることを知っているからです。この事実を知ると、未来に平然と対峙することができるようになります。面白いことに、そのように未来に対峙できるようになると、現在においても余裕を持つことができるようになるのです。

第9章
誰と寝るか：自分の場所に戻り、自分の場所で安らぐ

■なぜ「誰と寝る」という問題が存在するのか

「よく眠る人は運が悪くない」という言葉は、もし祝福の言葉として受け取られるならば素晴らしいものです。しかし、もしあなたがよく眠れない人であった場合、そのような言葉がかえって不安を生じさせる可能性があります。「どうしよう、私のようによく眠れない人は運が悪いのではないか」と。

そこでこの言葉を少し変えてみましょう。「よく眠る人は運が良いかもしれないが、眠れない人も幸運だ。よく眠れない自分と一緒にアフタヌーンティーを楽しんだり、夜のお茶を飲んだりして、どうして眠れないのかと、自分の内なる声に耳を傾けてみてはどうだろう」。

中国の《詩経[88]》には、古人が眠れなかったという話があります。ある人が眠れなかったのでたくさんのお酒を飲んだ後、ふらふらと酔いながら、一体自分のどこに問題があるのかを一日かけて探ろうとしました。彼はおそらく、現代の西洋心理学でよく議論される、不眠の背後にはいつも何らかの内面的な葛藤や悩みが隠されているということを早くも理解していたのでしょう。

しかし、それでも結果が見出せなくて、彼は小舟を操り、湖の真ん中へと漕ぎ出し、船を渦巻きの中に止めました。彼は、その渦のぐるぐる回る遠心力を使うことによって自分の内部に隠された答えを引き出そうとしたのです。現代人の目から見れば非常におかしな行動に映るかもしれませんが、私はそれが中国の古人の真剣さと意

88　中国最古の詩集で、周代の民間や宮廷の歌が収録されている。中国文学の基礎とされ、多くの詩には自然や人間の情感が表現されている。

識の高さを指していると感じます。

　昔の人々は自分自身にとても真摯で、内面の自己に対して特別な好奇心を持っていました。そのため、敢えて自分の内なる葛藤と真正面から向き合い、一日を費やすことも厭わずに真相を探ろうとしたのです。この動機に対して、私は大いに尊敬の念を抱いています。

　それに比べて、現代人の大部分は、自分の内面にある問題や悩みに真剣に向き合うことを避け、あまりにも大雑把に生きていると言えます。私たちは、忙しいとか、うまく言い表せないとか、後で対処すれば良いなどの言い訳を挙げますが、現代人の考え方や価値判断、生活などはあまりにも外部からの影響を受けてしまっており、この世で最も尊敬に値する人物——自分自身への関心が不足しています。

　自分を愛することの重要性を説く人がいますが、自分を愛することは自分自身を見つめることから始まります。自分の心、本当の自分を見つめることが愛の第一歩なのです。

　愛新覚羅・毓嶦先生（書道家、中国最後の恭親王）が《中庸》（儒教において「四書」の一つ）で語った「慎」という言葉の解説がとても好きです。彼は「慎独」と言いました。「慎」は慎重の「慎」で、「独」は一人である意味の「独」です。長い間、私は「慎独」を一人でいる時に慎重であるべきで、周囲に人がいなくても神様が見ているからいい加減なことをしてはいけないと理解していましたが、実はそれ以上の意味があったのです。先生が言うには、「慎」の字の左側が心で、右側が真であることから、真心という意味もあるとのことです。つまり、「慎独」は、人が一人でいる時、彼の最も内面の真心＝本心に対して真剣に向き合うことを意味します。

　今見ると、《中庸》はあまり多くの人に認知されていない、誤解されているとも言える書物ですが、「慎独」の解説だけを見ても、現代心理学の重要な設問に対して、人は自分自身をしっかりと見つめ、理解し、受け入れ、そして成長させるべきであると見事に表現しています。

第9章　誰と寝るか：自分の場所に戻り、自分の場所で安らぐ

■すべての事柄は、私たちが生活の真実を発見するための媒介である

「誰と寝るか」という問題は、「子どもを親のどちらと寝させるべきか」、「子どもが大きくなったら親と同じベッドで寝続けるべきか」、「夫婦はベッドを別にすべきか」、「夫婦はいつからベッドを別にすべきか」、「独身の人はどのように寝るべきか」など、以下のいくつかの問題に切り分けることができます。

■子どもが親と寝ると、家族の役割の配置を乱す

　一つ目は、「子どもを親のどちらと寝させるべきか」という問題です。周りの友人から見られる現象から学んだことがあります。子どもが徐々に成長し、小学校に通う年齢になると、仕事で遅くまで残業する父親と異なり、母親は毎朝子どもを学校に送る（またはスクールバスに乗せる）必要があるため、家では母親と子どもが一緒に寝て、父親は一人で寝るという状況が生じることがあります。

　これはやむを得ないことですが、夫婦にとっては逆にある種の楽しみがあるといえます。たまに一緒に寝た時に、少し新鮮な感覚を味わうことができるからです。かつて、広州でヘリンガー夫妻にインタビューしたことがあります。非常に興味深い高齢の夫婦でした。ヘリンガー氏はかなり高齢で口数が少ないので、大部分の時間を奥さんのソフィアさんとさまざまな突っ込んだ話をしました。

　ヘリンガー氏が提唱したファミリーコンステラションは、実は中国の伝統文化の観点と非常に近いものであり、彼は受講生に毎日老子の《道徳経》を読むよう勧めていました。私の見解ではファミリーコンステラションと儒家の多くの見解は非常に一致しており、例えば、ある人の人生が不適切な状態にある場合、その人が自分自身を間違った位置に置いているからだというのがヘリンガー氏の考えです。

　例えば、上司が良い上司の役割を果たしていない、夫が良い夫の役割を果たしていない、父親が良い父親の役割を果たしていない

187

……さらに、何らかの理由で、家庭内で父親の「不在」の状態が続くと、子どもが家族の長であると思い込むなど、家庭の秩序が乱れ、仕事や家庭、子どもに至るまで問題が生じてきます。

なぜ突然ヘリンガー氏について話し始めたのかというと、あるケースを思い出したからです。——友人の家では母親と息子が一緒に寝ています。母親が朝、子どもの世話をする必要があるため、父親は一人で寝ています。ヘリンガー氏のファミリーコンステラションを参考にその家族の状況を見ると、興味深い現象が浮かび上がります。夫は徐々に父親らしさを感じなくなり、家の「作男」になり下がり、息子は母の「夫」の役割を演じ、妻は息子の「愛人」になっています。夫と妻は、あたかも会社の取締役会メンバーのような関係になり、家族の問題については話し合うものの、感情的な繋がりは「肌を触れ合う」ことができないほどに希薄になってしまっています。妻は夫を「宦官」と見なし、役立たずの男、あるいは彼氏の父親として扱うようになったのです。

心理学界の友人によると、このような状況が続くと実際に一番傷つくのは子どもだとのことでした。子どもは成長過程で、突然、家にいる男性が「自分の女性」に手を出していることに気付き、心の中で怒りを感じるからです。もちろん、表面上はそれほど露骨には現れないかもしれませんが、その感情は確実に存在します。

さらに重要なのは、母親が息子を自分の「夫」や「彼氏」と錯覚する場合です。息子がそれを実現できるはずがなく、錯綜した欲望や期待は表面には現れないものの、三人の間には歪んだ関係が構築されていきます。

最初は、それは個別のケースだと思っていましたが、ヘリンガー夫妻とこの問題について討論した際、「この問題は中国で非常に一般的であり、心理カウンセリングをした多くのケースから、多くの家庭がこのような役割の位置づけが不適切であることによる挫折感を抱えていることがわかりました。

このままだと母親は夫を信用しなくなり、息子は父親を父として

第9章 誰と寝るか：自分の場所に戻り、自分の場所で安らぐ

認めなくなります。そして、息子本人もまた徐々に戸惑いを感じる
ようになります。年齢が重なるにつれ、息子はより若い（自分と同
い年の）女性たちに目を向けるようになり、浮気をしているかのよ
うな罪悪感に苛まれるかもしれません。そして、同世代の女性と恋
愛する際、母親への罪悪感が心の中に渦巻き、まるで「元カノ」と
はっきりけじめをつけずに「不倫」を始めたかのような感覚に陥る
ことになってしまいます。

　一方、実際には、息子はただ同じ年齢の女の子と恋愛をしている
だけですが、母親は自分が見捨てられたと感じるかもしれません。
なぜなら、夫はもはや彼女の夫ではなく、息子（彼女にとっては「彼
氏」）も離れていってしまったからです。しかし、これが必ずしも
悪いことだとは限りません。上手く対処すれば、これは女性にとっ
て自立し、強くなるためのきっかけとなり得ます。

　最終的に、息子の「新しい」彼女が嫁になると、姑と嫁の間には
理解しがたい緊張が生じるかもしれません。多くの人はこの状況を
よく理解しながらも、冗談を交えて相手をからかう人もいます。し
かし、よく考えてみると、このような多くの事柄はもはや明確な理
由はなく、表面的な認識でもなく、多くの人の潜在意識に根ざし、
奇妙な形で次世代に受け継がれています。

　そして、幼い頃、母親に「夫」として扱われた息子は、本当に誰
かの夫になった時、自分の「元カノ」である母と妻との関係をどう
扱えばいいのか悩みます。その結果、彼はこの複雑な関係から抜け
出すために、時には逃避することもあるでしょう。しかしながら、
妻との間に子どもができた後でも、妻はこの三角関係から逃れられ
ない夫を見守りながら、隣の部屋に隠れて自分の息子を「愛」する
のです。

■「自分の位置に帰る」こそが調和の基礎である

　中国では、このような歪んだ関係が繰り返され、何世代にも渡っ
て続いています。「なぜ多くの中国の女性が特に強気に見えるのか？

189

その背景には深い怨みがあります。——彼女たちの守られたい、大切にされたいという欲求が長期にわたって満たされないままでいると、最終的には自分のコントロールできる範囲での権力の拡大として現れるのです。

　ヘリンガー氏は、「男性はこのような複雑な関係性によるプレッシャーによって立場を見失うことが多いです。その結果、起業しても、リーダーになっても、いざという時には逃げ出すような姿勢を取りがちです。このようなことは普通のことだと思いますか？　もしそうだと感じたら、気づいた時には、いくつかの儀式を通じて改めるべきです。そして、この誤解（位置の歪み）から抜け出し、人生をやり直すべきだと自分自身にはっきりと言い聞かせ、これからは正しい役割を担うよう自分自身に宣言することです」と言いました。

　このヘリンガー夫妻のインタビューは、私に非常に大きな啓示を与えてくれました。——「それぞれが自分の命を大切にし、それぞれの立場に戻ること」こそが、すべての調和の基礎なのです。

　私はあなたが自分の位置を見つけることができることを願っています。自分自身の役割に満足している人は、住むことも座ることも寝ることも、生活のすべての面で、その役割に合うように振る舞うものですから。

■なぜ睡眠には儀式の感覚が必要なのか

　前に述べた通り、多くの子どもたちは小さい頃から母親と一緒に寝ることで、男の子は母親の「夫」になる可能性があり、女の子はこの女性と父親を奪い合うような感覚を徐々に抱くかもしれないと話しました。ですから、誰と寝るかというのは単純な問題ではなく、人格形成に強く影響することになります。

　以前、心理学者で催眠の分野で第一人者であるスティーブン・ギリガン（Stephen Gilligan）博士にインタビューした経験があります。彼はアメリカのスタンフォード大学の催眠研究所で10年以上働いた催眠の権威であり、儀式の重要性や役割の暗示の特徴につい

て話してくれました。なぜ人々は厳粛な結婚式を必要とするのでしょうか。結婚式で多くの人に向かって「私はこの人をこれからずっと愛します。病気になっても、貧しくても、飢えていても……」と宣言することは、他人に対してだけではく、同時に自分自身にも誓いを新たにする行為であるのです。それにより、人は自分たちが演じるべき役割を常に自覚し続けることになるのです。

　この理解を深めると、孔子がなぜ「礼」を強調したのか、その理由がよくわかります。例えば、男の子がある年齢に達すると、「弱冠の礼」という成人式を行います。尊敬のやり取りである「礼」の中で、個々の役割に対する認識が強化されるのです。

「礼」とは、尊重の芸術であり、お互いの交流における儀式的な芸術でもあります。例えば、先輩との交流では眼差しや態度に気をつけ、友人を見送る際には、彼が街角の曲がり角に消えるまで見届けてからその場を離れるなど、これら全ては相手への行為でありながら、同時に自分自身の意識と潜在意識に対しても「私はこの位置にいる」と告げるものなのです。

　子どもの頃に前述したような辛い経験をした人は少なくありません。また、今もなおそのような歪んだ役割の中にいる人は、「精進」すべきです。「私は今、息子であり、この女性の夫でも、彼氏でもない。私はただ彼女の息子だ」と自分自身に明確に伝えるのです。同時に、母親に対しても、「私はただあなたの息子であり、あなたは私の父のもとに戻るべきです」と告げるべきです。

　もしあなたが偶然にも自分の息子の「妻」になってしまった女性だったら、彼に告げるべきです。「私はただあなたの母親です。それ以上のものではありません。私はあなたの母親です。これはあなたの運命であり、私の運命です」と。

　夫婦間でも、「私はあなたの妻（または夫）です」と互いに明確に告げるべきです。そして、言葉だけでなく、日常生活のあらゆる場面でその役割を表現しなければなりません。

国家なら、精神的な帰属感がなければ、絶えず混乱が生じます。同様に、会社を例に取れば、ボスが複数いて、最終的な決断を下す人や最終的に責任を負う人がいない場合、その会社もまた必ず混乱に陥るでしょう。

典型的な例は、夫婦が共同で創業した会社の場合です。会社がある程度成長すると、従業員の中にはオーナーとオーナーの妻（もう一人のオーナー）の間に立ち、彼らの対立を利用して自らの利益を図る者が出てくることがあります。もちろん、これはIQやEQが高い従業員に限られます。IQやEQが低い従業員の多くは、むしろ両者の対立の間で苦しむことになります。

一部の人は必ずしも私の意見に賛同しないかもしれませんが、私が目の当たりにした優れた会社はみな、こういった問題を「鶴の一声」で決める人がいます。彼は会社で起こり得るあらゆる不確実性や問題に対して責任を負い、すべての従業員も最終的には彼の指示に従わなければならないということを知っています。私が目にしてきた中で、成功した会社はすべてそうであり、例外はありませんでした。

したがって、それぞれの役割は、言葉や行動、儀式を通して、表現される必要があります。このような取り組みはシステムを堅固にし、その中にいる個々の人が適切に行動するための基盤となるのです。

■眠りについてからこそ、最も根本的な役割に戻ることができる

数年前、呉伯凡氏と一緒にM. Scott Peck著の「歩く人の少ない道」について話したとき、大人になりたくない人が意外と多いという話題に触れました。これは自分の内にある「子供」を手放せないためですが、髪の毛が白くなり、社会や家族の役割を担うべきだというのに、いざという時にとんでもない行動を取ってしまう人が少なくありません。

睡眠は、私たちが演じるさまざまな役割の中で、最も基本的で、

第9章　誰と寝るか：自分の場所に戻り、自分の場所で安らぐ

最も生活に密着し、最も一般的で、最も繰り返される役割設定の一つであり、最も重要なシーン設計の一つです。

　睡眠の役割が乱れると一連の問題が生じますが、解決法としては、音や適切な睡眠環境、睡眠に関する知識、そして他の一連の日常的な行動を通して、本来演じるべき役割に回帰することです。そして、心の中で今自分がどのような役割を演じているのかを明確に理解する必要があります。

『ヒマラヤ』で『睡眠平安』という番組を行う際、私は自分自身に対して常に言い聞かせています。「私は皆と睡眠感覚を共有するクラスメートであり、すぐに良い睡眠を得られる『一撃必殺』の方法を教える人ではありません。もし私があなたをすぐに効果的で手っ取り早い方法で眠りにつけさせられる人ではなく、あなたが以前私にそういう期待を抱いたり、私からそのような暗示を受けていたとしたら、ここで言わせてください。『私はただ皆さんと一緒に睡眠に関心を持つ仲間の一人にすぎません』と。そして最後にあなたにお伝えしたいのは、眠ることは私たちの人生における最も重要な儀式だということです」。

　睡眠に真剣に向き合う時、睡眠は私たちに豊かなエネルギーを返してくれるのです。

■夫婦は同じベッドで寝るべきか

「夫婦は同じベッドで寝るべきか」という話題について、多くの人が議論する必要があるかどうか疑問に感じていると思いますが、考える価値があるかもしれません。これは二つのケースに分けて考えることができます。

　第一のケースは、年配の夫婦が同じベッドで寝るべきかどうかです。睡眠に関する一般的なアドバイスとして、親が60歳や70歳になったら別々に寝ることを勧めることが多いです。なぜそうするかというと、年配者が風邪を引きやすい一因が布団の取り合いにあることが臨床診療で明らかになっているからです。二人が一つの

ベッドで広々と寝ると、真ん中に隙間ができます。高齢者は温度変化に敏感なため、布団がしっかりとかけられていないと風邪を引きやすくなります。

　場合によっては、片方が力が強く、夜中に「本性を現して」布団を全部自分の体に巻きつけてしまい、もう一方が布団の端で体の半分しか覆えずに肩が布団から出てしまい、風邪を引くことになるという夫婦もいます。肩こりになる患者の多くは風邪が原因です。そのため、ベッドを別々にしない場合は、「掛け布団を別々にする」ことを勧めます。そうすることで、二人は別々に自分の布団を持ち、両方の肩をしっかりと覆うことができます。

　第二のケースは、若い夫婦が同じベッドで寝るべきかどうかです。若い夫婦が一つのベッドで寝ていると、年月が経つにつれて互いへの態度が徐々に変化します。私の友人がかつてこのように話していました。「以前は夫が布団の中でおならをしても許せました。でもいつからか、このおじさんが布団の中でおならをするのに全く耐えられなくなりました。それはあまりに暴力的で、人権を侵害しています」と。なぜ若い時の夫のおならが気にならなかったのに、今は気になるのでしょうか？　その背後にある理由は何でしょうか？　愛がなくなったからでしょうか、それとも互いにあまりにも慣れすぎたからでしょうか？　もしかするとどちらも違うかもしれません。もしかすると、ただ単にあなた自身が弱くなっただけかもしれません。
──若い時は体内の酸素濃度が高かったからです（これは冗談です）。

　これらの細かい事柄を通じて、夫婦の親密さの変化を観察することができます。例えば、夫婦の片方がやっと眠りについたところで、もう片方がベッドに座り込んだところ、眠っていた方を揺り起こす、という場面もよくあります。そうすると、既に寝ていた方は心の中で怒りを感じつつも、夜中に口論するのは品がないと思い、怒りを露わにできません。しかし、このような心に秘めた不満は積み重なり、いつか別の生活の場面で（例えば子育てや健康問題など）、思いがけず爆発することになるでしょう。

第9章　誰と寝るか：自分の場所に戻り、自分の場所で安らぐ

■相手を変えようとしないことが、関係を維持する唯一の方法である

　ある日、久しぶりにかなり前に知り合った香港の友人と再会しました。彼は香港で有名な作家であり、教授でもあります。

　彼は私に「最近とても嬉しいことがあったんだ」と言いました。何のことかと尋ねると、「勤め先の大学からついに大きな家をもらって、ついに妻と私はそれぞれが自分の部屋を持つことができるようになったんだ。娘が学校に行って、家にいるのが私たち二人だけの時に、それぞれが自分の部屋で本を読んだり座禅したりすることができるし、靴下を床に投げ捨てても相手に変な目で見られる心配もない……で、会う時は互いに先に電話でアポイントを取る。でないと、知り合いの異性と電話をしているところに突然入られたら、不自然で気まずいからね」と嬉しそうに語りました。

　結婚は三つの段階に分けられます。最初はお互いに強く惹かれ合って、いつも一緒にいたいと思う段階です。この精神的に高揚した状態はおよそ9ヶ月ほど続きますが、中にはもう少し長く続く人もいます。

　次に、お互いにある種の倦怠感を感じ始めます。多くの人は幸せな結婚生活を送った後、相手に対して嫌悪感を抱くようになります。この嫌悪感はそれほどはっきりしたものではないかもしれませんが、本質的には二人のライフスタイルや、体内に先祖代々から受け継がれてきたものによる差異です。そして、けんかをしたり、離婚に至ったり、発言権や決定権を奪い合う夫婦も一部にはいますが、多くはこの段階の終わりに至る前に離婚します。

　現在、北京の離婚率は39〜40％に達していますが、これには事実上結婚しているが証明書を取得していない人々は含まれていません。その中の運のいいカップルは、これが異性関係の第二段階であることを知っています。

　少数の人々が結婚の第三段階、すなわち昇華に進む機会を得ます。

195

お互いが完全に一致する人罰ではないことを理解し、成熟した理性的な視点から相手に自由を与え、その人が本来の自分であることを許容すべきであることを理解します。

相手を変えようとしないことは、二人が一緒に歩み続ける唯一の可能性です。成功した結婚は、大抵このような認識に基づいています。最終的に二人は、結婚生活においてお互いを尊重し合い、尊敬し合い、相手に十分な自由を与え、相手を変えようとしない、さらには相手を変えようという考えすら持たないことが大切であると気づきます。このような基礎がある上で、二度目の「結婚内起業」のスタートを切ることができるのです。

私は結婚生活の第三段階に達した友人たちを見てきました。彼らは結婚生活において、完全に一致するわけでもなく、完全に分離するわけでもない関係を保持しています。結婚で、名目上の合法的な同棲状態を維持しつつ、実質的に精神的または肉体的に独立した状態を大きく維持することができれば、それは本当に幸運なことです。

理論的には、個々人の肉体と精神は最終的には自分自身のものであり、それに対する責任を自分で負う必要があります。精神的に独立した状態に戻ることを望む二人が、適切な訓練や教育を受けていないために、ある種の思い込みに囚われ、新婚時や結婚前のような状態に戻ろうとするのは、やや幼稚で未熟に見えます。

■自分自身を相手に遊ぶことが、人生の夢である

前述した香港の友人である教授の話に戻りますが、娘を学校に送った後、彼と彼の妻はついに別々の部屋で寝る生活を手に入れました。夕食時には、彼らは互いにメッセージを送り、リビングで会う約束をします。どちらかが出てこないことを選択した場合、もう一方は「テイクアウトを注文してあげようか？」と気遣います。

実際には、彼は半分の時間を自分の部屋で一人で食事しています。一人で食事をするのは実に楽しいのですが、もし「公共エリア」での食事を強いられたら、気まずく感じるそうです。二人の食事の好

第９章　誰と寝るか：自分の場所に戻り、自分の場所で安らぐ

みや食事の時間が同じである必要はありません。たまに一緒に食事をすると、かえってデートのようなロマンチックな気分を感じるそうです。

男性は、ある段階に達すると、自分自身を相手にして楽しむことこそが、長い間の夢であったことに最終的に気づきます。心配事もなく、道徳的な批判や感情的な動揺もなく、自分自身を相手に悠々自適に楽しみ、没頭するのです。

後に、彼は次のように私に教えてくれました。実は彼の妻も同じような期待を持っていたのですが、以前は恥ずかしくて言い出せなかったそうです。誤解を招くことを心配していたからです。人生は三万日の大きな夢ですが、誤解の中で時間を無駄にするのは本当に残念なことです。

私にはよく出張する友人がいます。彼は妻に申し訳ないと思っていましたが、後に、実は彼の妻は彼が出張することを望んでいることに気づきました。出張中は、彼女は彼の様々な要求に応じる必要もなく、世話をする必要もありません。そのため、本を読んだり、好きな映画を見たり、他の女性の友達と夜遅くまで電話で話すための時間を節約できるのです。

現代社会は本当に奇妙な社会です。様々な通信ツールやソーシャルネットワークは私たちをネット上の一つの点に変え、世界と非常に親密につながっているように見せかけますが、実際には誰もがどんな関係からも自由で独立した状態をより強く求めています。

もしかすると、これは、夫婦同士で話し合い、長い間心の中に抱えていた願望を相手と分かち合う時が来たということなのかもしれません。そうすることで、自分が言い出せなかった独立したいという願望が実は相手にもあったということに気づくかもしれません。

女性が男性の付属物だと考えるのはやめましょう。今の時代では、男性よりも女性の方が独立する能力を持っていることが多いです。靴下を洗うことや食事を作ることについて、あなたが妻よりもうまくできるとは限らないし、精神的には女性の方がもっと独立し

たがっているかもしれません。

ですから、経済力のある家庭には、ぜひ「1家2部屋」または「1部屋2ベッド」、の実践を提案します。「時々ホームで、時々アウェイで」。これには、なんとなく眩しい憧れを感じます。そして、「いつも理由もなく悲しむことがあるが、みんながいるから、ジョークこそ素晴らしい」という李宗盛さんの歌を思い出さずにはいられません（「寂しさが耐え難い」、作詞・作曲：李宗盛。李宗盛は台湾の歌手です）。

あなたは考えたことがあるかもしれませんが、実は人の群れの中にいながら、人々はかえって無意識のうちにその孤独な自分に気づきやすくなり、そして最終的にそれを受け入れます。まるで毎日誰かを抱いて寝ているかどうかにかかわらず、結果としては一人で暗闇の夢の中に入っていくかのように。私たちは一人でこの世に来て、最終的には一人でこの世を去るのです。

■毎日の睡眠は、ある意味では人生という大芝居のリハーサルである

もし、眠りかけている時に「そろそろ眠りそうだ」と感じることができるなら、つまり、自分が眠りにつくその瞬間を毎日楽しむことができるなら、素晴らしいことです。催眠術を研究する友人からは、「自分がもうすぐ眠りに落ちるような状態をしっかり覚えておけば、その睡眠の状態を訓練することで、その後、眠りたいときにはいつでも、もうすぐ寝るという感覚を呼び起こすだけで、すぐに眠ることができる」と教わりました。

その後、「知乎[89]」で似たような回答を目にしました。ある人がその状態について言及し、寝るか寝ないかの間の、意識が朦朧としている状態を「冥冥」と表現していました。

では、結局誰と寝るのでしょうか。結局のところ、誰と寝ようと、最終的にはすべての人が自分自身と寝ることになるのです。

89　中国の大手 Q&A サイトの名称。

第10章
睡眠とは自分のリズムを作り出すこと

■睡眠：記憶を整理する魔法使い

　人はなぜ睡眠を必要とするのでしょうか？　私が読んだある記事
では、睡眠には非常に重要な機能があるということが、比較的全面
的な学術分析を通じて説明されていました。それは、私たちが忘れ
るのを助けるということです。

　日常生活で、人々は昼間、「眼、耳、鼻、舌、身、意、色、声、香、
味、触、法」というさまざまなチャネルを通じて多くの情報を受け
取ります。その中には意識しているものもあれば、そうでないもの
もあります。

　例えば、地下鉄の中で誰かにぶつかられたとします。その時は怒
りますが、反応する間もなく、その人は地下鉄の人混みの中に消え
てしまい、もう見つけることはできません。しかし、その怒りの感
情は残り、あなたの記憶となります。その後、毎日地下鉄に乗るた
びに、たとえ人にぶつかられたことに気づかなかったとしても、そ
れが繰り返されることで、あなたの脳や身体に何らかの情報が蓄積
されていきます。

　睡眠中、私たちの脳はとても重要な役割を果たしています。それ
は記憶の整理です。この過程には、学術研究に関連する多くの問題
が含まれており、例えばレム睡眠、ノンレム睡眠、脳神経伝達物質
間の接続などが挙げられます。科学的な探究心を持つ人なら、これ
らを深く掘り下げて研究する価値があるでしょうが、ここでは専門
用語にはあまり触れません。

　多くの科学者が広範囲にわたる研究成果を通じて示しているよう
に、人間の睡眠過程は、日中に取り込んだ情報を整理する過程でも

あります。睡眠のある段階で、脳はその情報を整理整頓した後、より長期間保持する記憶として残し、さらには私たちの意識の一部になります。

また、睡眠中には、私たちに害を及ぼす情報が排除されたり、忘れ去られたりします。これにより、私たちが傷つかないように保護されるのです。

この事実は、なぜ人は過去を振り返ったとき、それを多少なりとも良いことや美しいことと感じるのかを説明しています。子どもの頃や大学時代を思い出すと、常に幸福感に満ち溢れているように感じますが、これは脳の自己防衛の働きの結果であり、不快な記憶を忘却させただけなのです。

自分の思い出を詳しく振り返り、他のクラスメートに尋ねてみると、小学校時代にはクラスの中でよくいじめられ、決して人気者ではなかったことや、大学時代には浮気された経験があったことなど、実際にはそうした辛い記憶がたくさんあったことがわかります。しかし、前述の忘却の処理によって、良い思い出だけが残るようになっていたわけです。

これは私がそういう無頓着な人だと言っているわけではなく、他の人も同様に経験していることであり、私にも他人には話せない苦しみがありますが、睡眠がそれをもっと深い場所に投げ込んでくれているのです。完全に忘れることはできないかもしれませんが、整理の手助けをしてくれているわけです。

■睡眠を使って記憶を脳に刻み込む

研究結果によると、レム睡眠（急速眼球運動の段階）は、記憶の整理と定着に役立つことが示されています。そのため、経験豊富な親は、子どもが寝ていて目を動かしているのを見ると、彼らが夢を見ていることがわかるでしょう。

この時、子どもの耳元で何かを話すと、彼はそれを聞いて記憶するかもしれません。参考までに、ある友達が行った実験を紹介しま

第10章　睡眠とは自分のリズムを作り出すこと

す。彼は息子が寝ついてから、その耳元で音楽、歴史、地理、財務
管理に関する知識についてそっと語りかけ、BGMを流し、特定の
香りがするアロマを焚くということをしばらく続けました。そして、
数日後に子どもが寝てレム睡眠に入った時に、そのアロマを焚き、
その音楽を流しました。彼はこれが、子どもがレム睡眠の間に記憶
を整理する段階でこれらの重要な事柄を子どもの脳に定着させるの
に役立つと考えたのです。

　映画『インセプション』(クリストファー・ノーラン監督・脚本
のアメリカ映画)を見た人は、特定の音楽が流れた時、それが重要
な瞬間であることを思い出します。どのような夢の層であっても、
その音楽がアンカーの役割となり、音楽が流れると同じ効果が現れ
るのです。同様に、この私の友達は音と香りを使って、子どもに重
要な情報を定着させようとしたわけです。

　いくつかの研究成果によると、ノンレム睡眠、つまり深い眠りの
特定の段階では、悲しい過去の記憶が部分的に忘れ去られたり削除
されたりして、その痛みを軽減することができることが示されてい
ます。つまり、人は深く眠らないと、経験した痛みを忘れることが
できないということです。

　では、年を取るにつれて、なぜ人は忘れられない傷や痛みを忘れ
られなくなるのでしょうか？　それは、深い眠りの時間が徐々に少
なくなるからなのです。

■睡眠で気分を落ち着かせる

　ある友人がかつて私にこんなことを言いました。夢の中でかつて
愛した彼女に別れを告げたことがありました。それから目が覚めて、
彼女の名前、WeChat(ウィーチャット)、電話番号やその他彼女
に関する情報に触れた時、もう彼の心は動揺しなくなっていたそう
です。つまり、彼がかつて抱えていた痛みの感情は、睡眠中に取り
除かれたか、あるいはもっと深い場所に隠されたのです。

　考えてみれば、永遠に持ち去ることができないものもあるでしょ

うが、それは深いところに押し込められただけのように思います。
催眠を受けようと考えている人に忠告したいのですが、安易に催眠
を受けると良くない記憶も浮かび上がってくることがあります。さ
まざまな時期の深層にある意識的、無意識的な記憶がすべて呼び戻
されることがあるのです。催眠術師は気軽に去っていきますが、そ
の場には錯乱した状態で自分だけが残されてしまうことになります。

　要するに、人は眠っている間に記憶を整理し、一部のことを記録
し、一部のことを忘却し、そして一部をより深く埋めるということ
です。睡眠は双方向の調整機能を持っており、記憶を定着させるの
を助けるだけでなく、苦痛な記憶を消し去るのを助けるのです。

　森羅万象は常に矛盾の中で統合されますが、それは宇宙の法則と
言えるでしょう。

■大事なことは睡眠周期を完全に終えること

　もうひとつ、「どれくらい寝るか」という問題について考えてみ
ましょう。
『ネイチャー』(Nature) 誌には、睡眠について遺伝子の観点から
議論した記事があり、一部の人々はその遺伝子により一日４〜５
時間の睡眠で十分であり、それで一日の仕事をこなせるとされてい
ます。しかし、最新の研究によると、このような人々は通常、日中
により多くの短時間睡眠を取ることが多いそうです。成功した事業
家の多くも、実際にはそれほど長く寝ていません。以前、多くの起
業家たちと睡眠について話したことがありますが、彼らは大抵、早
起きをして一日に４〜５時間しか眠らないにもかかわらず、非常
に元気なのです。
　古代中国の人相学の本には、特別に体質が優れた人を評価する記
述がありますが、そのような人たちは大いに出世すると記されてい
ます。その理由は簡単で、他の人が耐えられないときに彼らは持ち
堪えることができ、努力をする機会も多く、収穫も大きくなるわけ

第 10 章 睡眠とは自分のリズムを作り出すこと

です。この世は常に公平です。しかし、そのような卓越した才能を持った人は非常に稀であるため、私たちのような普通の人は無理に背伸びをするより、十分に睡眠を取る方が良いでしょう。

「十分な睡眠」とはどういうことでしょうか？ それはとても簡単です。それは、起きたときに頭がすっきりとして、エネルギーに満ちている状態のことです。ぐっすり眠れずに考え事をするとめまいがして、何かをしようとしても全く元気が出ません。

また、一部の人々は遺伝子により長時間の睡眠が必要で、例えば、9 ～ 10 時間も眠らなければならない人もいます。もしあなたがそのような人であれば、それは大いに幸運なことです。なぜなら、睡眠の楽しみをより多く享受できるからです。しかし、このような人々は、さまざまな外部の干渉によって十分な睡眠が得られないことを最も恐れています。私はそのような人を多く知っていますが、いつ会っても寝不足のようです。

睡眠時間の長さは、深い睡眠と関係があります。睡眠は、浅い眠りから深い眠りへ、そして再び浅い眠りへと移行する、いくつかの周期に分かれています。睡眠周期の分け方には、4 つに分ける方法と 5 つに分ける方法があります。ほとんどの睡眠研究者はあなたに言うでしょう。「最も大切なのは、周期を完全に終えることです。これは一仕事で、最初から最後まできちんとやり遂げる必要があります」と。

深い眠りについているときに、急に起こされたり、さまざまな原因で目が覚めたりすると、非常に不快な気分になります。これを「起床時の不機嫌」といいます。育児経験があるお母さんやお父さんなら、子どもがぐっすり寝ている時に突然起こすと、騒がしい事態が始まることがわかると思います。なぜなら、子どもはその後ずっと癇癪を起こすからです。

私たち大人も、本質的には同じ反応をするものです。しかし、理性と教養のおかげで、自分の「起床時の不機嫌」を抑えることができているに過ぎません。そのため、赤ちゃんや子どもには学ぶべき

ことがあります。それは、自然に、普通に、自分の気持ちを表現することです。

■遅く寝て遅く起きることは、必ずしも悪いことではない

　睡眠時間については様々な議論があります。昼寝をする人がいる一方で、夜11時までに必ず就寝しなければならないと考えている人もいます。もちろん、子の刻（ねのこく、夜11時から深夜1時）に寝ることは非常に重要です。中医学を研究する人や中医学を信じる人は、この見解に同意するでしょう。

　しかし、一部の研究によると、いつ寝るかよりも、睡眠の量が重要であるとされています。ただし、睡眠の量には個人差があると思います。例えば、遅く寝て遅く起きる人は、「何もしないうちに一日が過ぎた」と感じることがあるでしょう。なぜなら、午前11時に起きて、のんびりとブランチを食べ終えると、実際に何かを始めるのはほぼ午後2時になってしまい、午後6時か7時にはもう暗くなり、その日がそうやって過ぎてしまったと感じるからです。

　この「一日が何もせずに過ぎてしまったかのような」感覚はあまりよくありません。実際、午後6時から夜12時までの仕事時間は長く、いろいろな業務をこなしたにもかかわらず、どこか時間を無駄にしたという感覚に苛まれるからです。

　遅く寝て遅く起きると、人はどこか自責の念に駆られることがあり、この自責の念は実際に体に悪影響を与えます。禁煙を何度も試みては失敗した人が「また失敗した、どうしてタバコをやめられないのか」と自分を責めるのと同じように、それは自信の喪失に繋がります。

　ダイエットも同様です。食事をコントロールし、少し体重が減ったと思ったら、美味しいものの誘惑に負けて結局たくさん食べてしまいます。そして、また最初からやり直すことになり、同じパターンを繰り返します。体重が増えること自体は人によってはそれほど深刻な問題ではありませんが、この自責の念はよくありません。「も

第10章　睡眠とは自分のリズムを作り出すこと

う本当にダメだ」「自分は全く無責任だ」というような心理的な自己暗示が私たちに与える影響は小さくないのです。

　ですから、子の刻に寝るべきか、早寝早起きすべきかについての議論は意見が分かれます。私は、それは人それぞれで、各自が自分の生物時計に従うべきだと思います。もしも自分が本当に遅く寝て遅く起きるタイプであれば、遅く寝て遅く起きることによる自責の念が自分自身に良くない影響を与えるかもしれないということを認識しておくことが大切です。

　また、研究によると、睡眠中、特に昼寝の時は時間をあまり長く取らない方が良いとされています。なぜなら、睡眠周期は通常90分であり、30〜70分の睡眠では深い眠りに入りますが、その状態で起こされると非常に疲れを感じ、通常の状態に回復するまでには約30分かかることになってしまうからです。そのため、浅く短く20分程度休息したらすぐに起きた方が良いのです。──「短い昼寝は気分を良くし、長い昼寝は体に害を及ぼす」と言いますが、深い眠りの状態に入る前に目を覚ますことができず、さらに眠り続ける時間も足りない場合、私たちの体に与えるダメージは予想以上に深刻と言えるでしょう。

■自分自身を認めてことごとく受け入れる

　結局のところ、睡眠時間の長さは人それぞれ異なるということです。自分自身の快適さや翌日の体調を参考にすることが望ましく、他人の基準やいわゆる「標準時間」に自分を無理に当てはめる必要はありません。

　しかし、かつて遅く寝て遅く起きるタイプだった人が早起きを始めてからは、朝早く起きて自分好みの朝食を用意できるようになり、お茶をゆっくり楽しむ余裕も持てるようになったというような話をよく耳にします。

　通常、早起きの人は夜8時や9時になると眠くなり、夜10時ごろには眠りにつくことができます。一度このような生物リズムが再

び確立されると、「今日は本当に充実していた、無駄に過ごさなかった」と感じる自己肯定感を得られます。この自己肯定感は、毎日の睡眠に新たな幸福感をもたらしてくれます。

　表面から見れば眠りの問題のように見えますが、その背後にあるのは自分自身を認めそして受け入れられるかということです。もし早寝早起きで良い状態を保てると思うのであれば、それを試してみる価値はあるでしょう。

　友人の一人は、早寝早起きを続けるようになってから、夜10時に就寝するようになったため、以前は夜に連絡を取り合っていた友人との付き合いが減り、早寝早起きをするグループの人たちと友達になりました。彼らはみんな前向きで、自己管理に努めようとする──自分を律する強い力を持った人たちです。

「物は類を呼び、人は群をなす」「同じ声に応え、同じ気持ちを求める」ものだと言われるように、周りが自分の生活に責任を持つ人たちばかりであれば、やがて自分もそのような性質を持つ「種」になり、ポジティブな感情を周囲に分かち合うことができるようになるでしょう。

　毎朝ゆったりと朝食を済ませ、日光を浴びて出勤し、そして夜早く寝る人は、「自分は健康な人間だ」という肯定感を持つことができるのです。

　もちろん、だからといって、夜更かしや遅く寝て遅く起きることが悪いわけではありません。多くの人にとって、早寝早起きの方がより健康に良いということです。もしあなたが自分にこのような心理的な障害が全くなく、そのように自分を束縛したくないのであれば、「三界の外に飛び出し、五行の中に身を置かない」という境地に達することも、別に悪いことではありません。

　重要なのは、早寝早起きをすること自体ではなく、自分の状態に安心しているかどうかなのです。自分の状態に安心している人は、自分自身はもちろんのこと、周囲にいる人々も心地よくさせることができるのです。

第 10 章　睡眠とは自分のリズムを作り出すこと

■ TIPS：
私たちは「早起きの小鳥」ではない

　20 世紀の 1990 年代、ドイツでは、時差を表す物理学の概念「delta-t」にちなんで、特殊な睡眠習慣を持つ一部の人々と生まれつき寝ることが好きな人たちが一緒になって協会を立ち上げました。彼らは自分たちのことを「亜正常[90] 人」と自称し、朝型の「正常な」睡眠習慣とは異なる、独自の「亜正常」な生活ペースに慣れたすべての遅起きの人々を支援することを目標に掲げました。そして彼らは、「私たちは怠け者でもなければ無能でもない。私たちはただ単に寝る時間が少しずれていて、普通の人よりも少し長く寝ているだけなのだ」と自分たちの立場を主張しました（1994 年 9 月 9 日「フランクフルター・レビュアー」からの抜粋）。

　グンター・ハインリヒ・ウォーカー氏は、自らを睡眠好きと公言し、新聞のインタビューで、「早起きの小鳥」の人たちに寛容に受け入れてほしいと述べました。彼は小学生の頃から睡眠に大きな問題を抱えており、学校では授業の最初の 3 時間は教室の椅子に座って頭がぼんやりとしているものの、夜になると逆に非常に頭が冴え、学習効率が一気に高くなったそうです。彼は典型的な「夜型人間」と言えるでしょう。

90　正常とは言えないが、完全に異常とも言えない中間の状態。サブノーマルや微妙に標準から逸脱している状態を指すことがある。

第11章
快眠は数十の病気を治す

　この章ではもっと「具体的」な内容について話しましょう。睡眠不足や質の悪い睡眠は、以前述べたような形而上学的な状態をもたらすだけでなく、西洋医学で検出できる、または数値化できる問題を引き起こすことがあります。そこで、この章では、あなたが好んで読みたくないかもしれない話を少し扱い、睡眠のプレッシャーをより感じるようにして、同時に早く布団に入ろうとする気持ちを高めたいと思います。

　よく眠れないと病気にかかりやすいというのは、直感的な体験のようです。例えば、風邪をひいた時に、あなたの母親や愛する人や上司から「温かい水をたくさん飲んで、とにかくたくさん寝なさい」と言われたりします。では、この「睡眠不足は病気になりやすい」という経験則は正しいのでしょうか、それともこれはいわゆる「自己暗示的な予言」で、あなたの心配が健康に影響を与えたのでしょうか？

　臨床実験の研究結果によると、残念ながらこれは真実です。

■心血管疾病の発症リスクが上がる

　私たちは皆、よく眠れない、非常に眠いにもかかわらず眠れない状況で、時々心臓が急にドキドキと激しく鼓動する経験をしたことがあるでしょう。そのため、研究論文を確認しなくても、よく眠れないことが心臓に影響を与えることは明らかです。しかし、その影響はどれほどのものなのでしょうか？　それにはやはり実証研究をチェックする必要があります。

　最初の実証研究の被験者は女性でしたが、その結果から、睡眠が少ない場合、冠状動脈性硬化症の発症リスクが高まることがわかりました。

208

第11章　快眠は数十の病気を治す

　そして、毎晩5時間以下しか眠らない人は、脳卒中や心筋梗塞などの心血管疾患にかかるリスクが普通の人よりも2～3倍になることが、別の実証研究によって確認されています。昼夜交代制で働く従業員においても同様のことが確認されていますが、これは昼夜の生活リズムが乱れることが原因です。

　以前にも触れましたが、例えば客室乗務員は一見華やかな職業に見えますが、実際には従事者の健康にかなりマイナスの影響を及ぼします。この問題は、仕事の性質上避けられないものであり、やむを得ないことです。しかし、本書で紹介したような方法を含む他の手法によって状況の改善を試みることは価値のあることでしょう。

■免疫力の低下

　睡眠剥奪は人道に反するあまりにも過酷な実験のように思えますが、実際に実施された例があります。もちろん、被験者の同意を得た上で行われたもので、一部の若者を対象に睡眠剥奪と免疫力の関係についてテストされました。

　その結果、睡眠を十分に取れなかった若者たちの体の防御システムが活性化し、炎症反応が見られました。では、これらの被験者たちは一体どれほどの時間眠ったのでしょうか？　それは6時間程度です。厳密に「睡眠剥奪」とは言えないまでも、「部分的な睡眠剥奪」という表現が適切かもしれません。つまり、ある程度の睡眠は取っているものの、必要とされる睡眠時間には全く足りていない状態です。これは、「睡眠負債」とも言い換えられます。

　例えば、ある人が一晩に7.5時間の睡眠が必要だとして、実際には4～6時間しか眠らない場合、これは部分的な睡眠剥奪となります。一晩だけであれば、ほとんどの人は正常、またはそれに近い状態を保つことができますが、これが数日間続くと、問題が顕在化します。

　6時間は現代の若者の平均的な睡眠時間であり、したがって、この実験は非常に不安を煽るものです。来る日も来る日も6時間程

度しか眠らないと、体は警戒状態に入り、全身に炎症反応を引き起こし、痛みやだるさをも引き起こします。これは直感的に理解できることで、寝不足だと朝起きた時に腰痛があり、体全体がだるくなることがあります。実際にこれは、体全体に炎症を引き起こしている状態です。「もし私の体に労働組合があれば、もうとっくに苦情を言いに行っています。十分な休息をください。さもなければ、ストライキしかありませんが、それではお互いに損害を与えることになるでしょう！」と体が「警告」しているのです。

そして、それは単なる炎症だけではありません。睡眠不足は、朝起きた時に腰や背中の痛み、全身のだるさだけでなく、骨粗しょう症や自己免疫疾患の原因にもなり得るのです。

さらに、睡眠不足は、例えば失禁のリスクも高めます。アメリカの研究結果によると、毎晩5時間未満しか眠らない人は、通常の人より失禁のリスクが倍になり、特に中高年においては顕著です。

別の研究では、睡眠の減少がワクチンの効果と負の相関関係を持つことが証明されています。被験者が6晩連続で4時間しか睡眠を取らず、インフルエンザワクチンを接種し、10日後に測定したところ、十分に睡眠を取った人よりも抗体レベルが半分だったことがわかりました。

したがって、睡眠不足は体の免疫力低下、体力の低下に直結するという結論は確かだと言えるでしょう。

■がんリスクの増加

日本の女性を対象に行われたある研究では、2万人以上の中高年女性が参加しました。この研究では、毎晩6時間またはそれ以下しか睡眠を取らない女性は、毎晩9時間睡眠をとる女性に比べて、乳がんにかかるリスクが高いことが明らかになりました。

また、アメリカで1千人以上の被験者を対象に行われた研究では、毎晩7時間以上眠る人と比較して、毎晩6時間未満しか眠らない人の方が大腸直腸ポリープのリスクが50％高いという結果が得ら

れました。

　イスラエルとアメリカの研究機関が共同で行った動物実験から
は、断片化された睡眠が免疫システムに影響を与え、私たちの抗が
ん力を低下させることが報告されています。この報告書の著者は、
睡眠が乱れた場合、本来がん細胞と戦うマクロファージ[91]が「反乱」
を起こし、逆にがん細胞の拡散を助けてしまうと指摘しています。
また、報告書では、就寝前に不必要な光源や携帯電話などの干渉を
避けることを推奨しています。

　なぜ睡眠不足ががんのリスクを高めるのかという問題について、
現在では松果体から分泌されるメラトニンが睡眠とがんのリスクと
の関係の鍵であると考える研究者がいます。睡眠時間が短いと、夜
間のメラトニンの分泌時間も短くなります。これにより、メラトニ
ンが持つ抗酸化作用、つまりDNA損傷を回避したり減少させたり
する時間も短くなるのです。

　女性の場合、メラトニンはさらにエストロゲンの分泌を遅らせる
作用もあります。メラトニンの分泌が少なくなると、乳房や卵巣で
がん細胞の分裂を刺激するエストロゲンが過剰に分泌されます。し
たがって、夜更かしによるメラトニンの減少は、特に乳がんなど特
定のがんリスクの増加につながると考えられます。

　また、メラトニン不足が白血病や前立腺がんとも関連していると
いう研究結果もあります。

■肥満

　最近、太った理由を「労災」だと自嘲するホワイトカラーの人が
多いです。確かに、ストレスが大きいと、食べ物に手が伸びやすく
なります。特に、揚げ物や甘いものを無性に食べたくなると一般的
に考えられています。今回はストレスと食欲の関係には触れません
が、睡眠の観点から見れば、肥満と「労災」についての話は決して

91　免疫系の細胞の一種で、体内に侵入した細菌やウイルス、異物を食べることで排除する
役割を持つ。

冗談ではありません。

　一日の中で、成長ホルモンの分泌は均一ではありません。目覚めているときよりも眠っているときの方が分泌量は多いのですが、眠っている時間帯でも分泌量は均一ではありません。特に、夜の前半のゴールデンタイムと呼ばれる時間帯の分泌が多いのです。ゴールデンタイムに眠れない、または睡眠の質が低く深い睡眠を十分に取れない場合、成長ホルモンの分泌不足につながります。

　成長ホルモンが不足すると、基礎代謝率も低下します。残念ながら、人間のカロリー消費は主にこの基礎代謝に依存しています。起きていても何も活動しない時でも、基礎代謝でのエネルギー消費は、運動による消費よりも大きい部分を占めています。基礎代謝が低下した上に、食事量を全く減らさない場合、体が「膨張」する以外にあり得ません。

　睡眠不足は、食欲を調整する体内のホルモン分泌を変化させます。具体的には、比較的短い睡眠パターンがレプチンの分泌を減少させます。レプチンには、食欲を減少させたり、脂肪の合成を抑制したりする役割があります。したがって、睡眠不足はレプチンの分泌を抑え、食欲を増大させることにつながり、「災いが災いを呼ぶ」という状況を生み出すのです。

　肥満と睡眠のもう一つのつながりは、間接的ではあるものの、長期的な睡眠不足が生理的ストレスを引き起こし、体内で慢性的な炎症を誘発することにあります。炎症に対応するため、体は保護機能を発動させます。つまり、エネルギーと水を蓄積するのです。これは、言い換えれば、寝不足は太りやすくなるだけでなく、体全体がむくみやすくなることも意味します。文字通り「泣き面に蜂」というわけです。

■老化

　スウェーデンのストックホルムにあるカロリンスカ研究所（Karolinska Institute）が実施した研究では、研究員たちはボラン

第11章　快眠は数十の病気を治す

ティア数名を8時間眠らせた後と、31時間眠らせなかった後の様子の写真をカメラで撮影し記録しました。別のグループのボランティアにこれらの写真を見せて、それぞれの人の見た目が健康的で魅力的かどうかを評価してもらいました。結果、多くのボランティアは、後者の睡眠剥奪後に撮影された写真の人々は不健康で魅力がないと評価しました。

さらに詳細な研究では、睡眠不足になると、目が赤くなり、目の下のクマが濃くなり、皮膚がくすみ、しわが増えることが明らかになりました。この研究は、睡眠の質が悪いという証拠が顔に現れることを証明しています。人間の肌が引き締まってなめらかであるのは、コラーゲンが存在するからです。年齢と共に体内のコラーゲン量は減少し、肌にたるみやシワが現れます。何日も眠れなかった場合、体内ではストレスホルモンが増加し、これがコラーゲンの生成を妨げ、肌を不健康に見せ、シワやクマの原因となります。

■糖尿病リスクの増加

肥満だけでなく、統計データによると糖尿病患者の約半数が睡眠の問題を抱えており、その割合は一般の人をはるかに上回っています。研究者たちは睡眠剥奪という厳しい実験を通じて、睡眠不足が糖尿病のリスクを高めることを証明しました。この結果の直接的な原因はインスリン抵抗性です。

インスリンは、すい臓のランゲルハンス島から分泌されるホルモンです。例えば、パイナップルを食べた場合、消化吸収され、ブドウ糖が血液に入ります。これを受けて、ランゲルハンス島のβ細胞が「糖分が増えた」と判断して興奮し、インスリンを分泌し始めます。

それでは、インスリンの主な役割は何でしょうか？　それは、筋肉細胞や脂肪細胞に対し、血液中のブドウ糖を細胞内に取り込むよう促すことです。この作用により、細胞はエネルギーとしてブドウ糖を利用することができます。

しかし、脂肪細胞や筋肉細胞がブドウ糖を取り込まない場合、ブ

213

ドウ糖は血液中に蓄積されます。これを検知したすい臓のβ細胞は、細胞にブドウ糖を取り込むよう促すために、さらにインスリンを分泌します。インスリン抵抗性がある人では、このメカニズムがうまく機能せず、血糖値とインスリン濃度が共に高い状態が続きます。

　重要な点は、細胞がブドウ糖を利用できない場合、エネルギー源として代わりに「ジャンクフード」である脂肪酸を使用するようになるということです。その結果、脂肪酸の残留物、すなわち遊離脂肪酸が血液中に放出されます。これがすい臓のβ細胞に悪影響を及ぼし、その機能を弱らせます。長期にわたりβ細胞が過剰なストレスにさらされると、そのうち自己管理能力を失い、インスリンを分泌しなくなるのです。

　インスリン抵抗性が10年、20年と長期間にわたって続くと、最終的には糖尿病、特に2型糖尿病を発症するリスクが高まります。

　実証研究によると、睡眠不足は代謝問題を引き起こし、この代謝問題がインスリン抵抗性を誘発することが「残酷」にも明らかにされています。インスリン抵抗性が続くと、最終的に糖尿病につながる可能性があり、睡眠不足から糖尿病に至るまでの道筋は複雑ですが、それでも確実に存在しているのです。

　もちろん、これらの実証研究は比較的極端なケースであり、通常は毎晩4時間しか睡眠を取らず、それが何日も続くと良くない結果に至るということを指します。しかし、長期にわたって毎日の睡眠が不足している場合、似たような結果になる可能性は十分にあります。

　肥満と糖尿病についての話はここで終わりますが、補足すると、肥満は糖尿病の発症リスクを高めるだけでなく、睡眠時無呼吸症候群のリスクも高めます。そのため、多くの糖尿病患者は睡眠時無呼吸症候群も併発しています。

■記憶力の低下、思考の鈍さ

　睡眠不足の直感的な感覚は、ぼんやりとした、重苦しい、湿っぽい感じです。眠れない状態が続くと、最初は午後3時に脳が「湿っ

ぽく」なり始め、その後2時に早まり、次第に昼前やさらには午前11時にまで早まります。

なぜそうなるのでしょうか。第四章でも触れましたが、人が眠っている間（急速眼球運動期を除く）に、脳細胞間の隙間が広がり、脳脊髄液が流れ、脳内の老廃物を洗い流すことができます

この脳内の老廃物の主成分はアミロイドβです。このタンパク質が脳内に沈着し、脳の各区域に入り込むと、脳神経細胞に影響を及ぼし、記憶、認知、空間感覚、言語能力などの機能を妨げます。また、最近になって、アミロイドβが形成するプラークがアルツハイマー病の主要な誘発原因であることが明らかになっています。アルツハイマー病の患者の場合、このアミロイドβの蓄積は、症状が現れる約20年前から既に始まっているのです。

深い睡眠中に起こる「脳を洗浄する」メカニズムは、これらの脳のゴミを除去するのに役立ちます。2019年10月頃に『サイエンス』誌に掲載された、アメリカのボストン大学の重要な論文で、睡眠中に脳脊髄液が「脳を洗浄する」具体的なメカニズムが公開され、人が睡眠に入ると、血液が周期的に脳から大量に流出し、その隙間を血液と入れ替わるように脳脊髄液が流れ込むこと、そしてアミロイドがそれによって洗い流されることが初めて明らかになりました(Laura D. Lewis らによる「脳脊髄液脈拍と睡眠中の脳波活動及び血行動態との関連」)。

このプロセスの完成度が高ければ高いほど、目覚めた時に感じる爽快感が増します。

脳脊髄液の清浄作用は、実は2013年にラットを使った実験で既に証明されていました。しかし、2019年の研究成果が特に重要なのは、より新しい技術手段を用いて、アルツハイマー病と睡眠との関係を明らかにする一歩を踏み出したからです。

以上により、徹夜が人を愚かにし、「湿っぽさ」を一日中引き起こすという事実が「実証済み」となりました。これは、直感的な体験から科学的に検証された事実に変わったことを意味します。

■慢性腎臓病のリスクの増加

　糖尿病患者と同様に、慢性腎臓病と睡眠不足との間にも双方向の関係があります。慢性腎臓病の患者の多くが睡眠障害を抱えていますが、これは腎臓病自体が原因であるというより、他の合併症や治療法、例えば透析が原因である可能性があります。しかし、睡眠の質が低下すると、患者の生活の質が大きく損なわれるため、死亡率も顕著に増加します。

■睡眠不足による気分の落ち込み

　睡眠不足は体の健康に影響を及ぼすだけでなく、心の健康にも影響を及ぼします。例えば、うつ病の患者の約90%が、真夜中に寝返りを打ったり、突然目が覚めたりすることが多いと報告されています。また、双極性障害の患者は、時には極度の興奮や不安を感じたり、時にはうつ状態に陥ったりします。

　同様に、このような感情の乱れも睡眠問題とも関連しています。躁病の患者は通常、毎晩3時間程度しか眠れず、場合によっては何日も眠れないことがあります。

　統合失調症の臨床症状には幻覚や妄想、思考の混乱などがありますが、これらの症状も質の悪い睡眠と密接な関係があることが分かっています。ある研究によると、患者の約70%が不眠、過眠、または体内の生物時計が昼夜逆転するなどの問題に悩まされていると報告されています。

■子供の注意力の欠陥

　最後に述べたいのは、睡眠問題と子どもの注意力欠如・多動性障害（ADHD）との間に興味深い関係があるということです。子どもの場合、睡眠不足は居眠りにつながるのではなく、かえって活動的にさせるものです。注意力の欠如および多動性障害と診断された多くの子どもは、呼吸に関連した睡眠障害である「睡眠時無呼吸症候

第11章　快眠は数十の病気を治す

群」に悩まされる傾向があり、深い睡眠に入る能力が低いことが多
くの研究から指摘されています。

　これで、皆さんにとっておそらくストレスになるであろうさまざ
まな問題についての説明を終えます。次に、もう少し抽象的な話題
に戻り、「人生について」話を続けましょう。

第12章
より良い自分を創り出すために睡眠を取る

■記憶と忘却：睡眠の二つの機能

　睡眠には二つの機能があることがわかっています。

　一つ目は、記憶のために眠ることです。睡眠には、ノンレム睡眠とレム睡眠の二段階があります。ノンレム睡眠では、睡眠は記憶を定着させるために役立ちます。例えば、以前に勉強した英単語を寝る前に再び復習すれば、翌朝には強化されているでしょう。睡眠によって、それらの記憶は脳のデータバンクにインプットされます。

　二つ目は、忘却のために眠ることです。睡眠中に見た夢の一部は、忘れるためのものであると言われています。実際には本当に忘れるわけではありません。私はこの世界に忘却というものが存在しないとさえ疑っています。経験したすべてのことは実際には保存されており、ただそれがあまり呼び出されない場所にしまわれているだけです。

　まるでコンピューターのように、頻繁に使うアプリケーションをデスクトップに置くことで、いつでも開くことができ、電源を入れると自動的に起動するのと似ています。一方、あまり使わないアプリケーションは裏に隠れており、通常は開かれないため、電源を入れてもメモリや計算力を消費することはありません。しかし、それは常にあなたに影響を与え続けており、あなたはそれを常に意識する必要があります。まるでスマートフォンのように、10個以上のアプリケーションを同時に開いた場合、見ていなくても実際にはバックグラウンドで常に実行されています。

　そのため、時には私たちの脳は一部の記憶を意図的に表面的に忘れさせ、それをより深い場所に置くことで、計算能力を過度に占有

することなく済むようにする必要があるのです。

　睡眠はどんな役割をしているのでしょうか？　それはリセットです。それによって脳に情報を自在に書き込み、詰め込み過ぎた場合は清掃する、つまり忘却するのです。

■雑音を排除し純粋なものだけを残す

　老子は、「常に静かにすることができれば、極めて虚無に達し、静寂を守ることができる」と言いました。これは、良質な資源を良質なことに集中し、他のことが私たちの生活に干渉しないようにすることが大切だという老子の教えですが、私たちの脳がそんな膨大な情報量を支えられないということを、彼は実に早くから知っていたのです。現代人は、身の回りに実際にそのような「ノイズ」が大量にあり、断片化した騒音のようなものに刺激されています。

　私たちはティックトック（Tiktok）のようなアプリを適当に見ていると、1、2時間があっという間に過ぎてしまいますが、それが脳にとって非常に重い負担をかけていることに気づいていません。これらの負担のために、脳は多くの時間をかけて処理しなければならなくなります。

　また、ブルーライトについては周知の通りですが、目がブルーライトに晒されると中枢神経が刺激されることになります。朝起きたときに青空を見ると、残った眠気が失せやすいのはそのためです。夜寝るときはブルーライトを減らし、黄色光を増やすべきですが、多くの人は寝る前にブルーライトのスクリーンを眺め、断片的な読書や動画で交感神経を刺激し、寝つきが悪くなり、睡眠の質が悪くなります。

　これにより、なぜ今1990年代や2000年代に生まれた若者たちが睡眠の問題を抱えているのかを説明することができます。私たちが小さい頃はどんなに忙しくても疲れていても、ひと眠りすればすぐにまた元気いっぱいになれたのは、就寝前の干渉要因が少なく、電子機器がもたらす興奮や刺激がなかったからです。

■想像が経験に代わる可能性

　もう一つ触れたいことがあります。一つの記憶は、同時に経験にもなります。それが体に独特な方法で深く刻み込まれると、単なる経験を超え、事実として受け入れられるようになります。

　ある年、ファーウェイ（Huawei）を訪れた際、そこのリーダーから本をもらいました。彼らは脳科学を研究しており、ほとんどの人が世界を認知する過程は次のようであることを発見しましたそれは、まず接触から始まり、学習し、続いて訓練を重ねて脳の深層に浸透させ、最終的には自分が体験したかのような経験として脳に定着させるというものです。こうして、次に似たような状況に遭遇したとき、それを処理する能力を有しているのです。つまり、学習から習慣へ、そして認知を経て最終的には能力となります。言い換えれば、このプロセスは、知識から能力へ変わる方程式と言えます。

　しかし、少しの訓練、あるいは訓練せずとも、頭の中で想像するだけで、学ぶべき内容をすべて把握し、その知識を経験や認識に変える方法があるとしたらどうでしょうか。もしあなたが学んだことが実際には起こっていないことであっても、それを繰り返し強化した場合、最終的にはそれがあなたの経験の一部であると錯覚するかもしれません。

　私が大学生だったとき、ある英語の教科書に、ベテラン医者と若い医者の最大の違いについての叙述がありました。事故は誰にでも同じように起こり得ますが、ベテラン医師は常に落ち着いており、特に慌てることはありません。私自身の経験でも、スピーチをする際、最初のうちは何を話すべきかその内容をしっかりと準備しておかないと講壇の上で緊張してしまったものでしたが、何年もスピーチの経験を積むうちに、時に何を話すべきか迷うこともあるものの、緊張することはなくなり、講壇に上がってみたら思いのほか手応えが良かった、ということもありました。

　何回かそのような経験をして、今では講壇に上がる前にほとんど

第12章　より良い自分を創り出すために睡眠を取る

何を話すか決まっていないこともありますが、そんな時でも、講壇に上がると話す内容が頭に浮かんできます。また、時には、スピーチの内容を準備していても、現場の雰囲気が、自分が話したいことと一致していないことがあり、内容を急遽変更することもありますが、意外にも結果がなかなか良かったということもあります。

　そして、何度も準備なしで上手く話せた経験があると、次回は準備せずとも慌てなくなります。その背後には、ある種の認知や経験があるからです。明らかに準備をしていない場合でも、「大丈夫」と感じられれば、慌てることはありません。このようなことはほとんどすべての分野で起こり得ます。

　ですから、私たちは身体的に訓練をしなくても、脳の中で想像するだけで物事を認知し理解に変えることは、決して不可能なことではないのです。

　ある同級生の話ですが、学生だった当時、彼女はクラスメイトの一人が校長のオフィスの植木鉢を盗んで叱られた話を面白おかしく語っていました。自分の夫にも何度も話して大笑いしていました。しかし、後になってWechatでクラスのグループに加わった時、全クラスメイトが彼女に対して、その人はあなただと指摘したのです。彼女は絶対にそれを認めませんでしたが、クラスメイト全員がはっきりと覚えていて、何年も経った今になって、皆がわざと嘘をついて彼女をからかっているわけではないことは明らかです。何よりの証拠として、学校からの通告も残っているため、彼女が犯人であることに間違いありません。

　しかし、彼女は完全にその出来事を忘れてしまっていたようです。もし嘘発見器を使えば、彼女はきっとそれをパスできるでしょう。なぜなら、彼女の心と体全体が「私ではない」と強く信じてそのように全身の反応を変えてしまっているからです。

　これは、人間の集団的無意識の中でも同じことが言えます。私たちには世界史や中国史、多くの歴史的出来事について、それが真実かどうかを確認する明確な方法は基本的にありません。つまり、歴

史は大いに私たちの想像の産物である可能性が高いのです。

それゆえ、「歴史とは何か？　全ての歴史は現代史である」という言葉があるわけです。

■信念は現実となりうる

そこで、私は脳がどのように機能するかを研究し始めたのですが、その後、多くの人が催眠を通じて認識の移し替えや変更ができることに気づきました。私の同僚の一人は、あるプログラムに参加したことがあります。講師は彼に玉ねぎを持たせ、催眠をかけた後に、手に持っている「リンゴ」を食べなさいと言いました。すると彼はそれを躊躇なく一口かじり、非常に美味しくて良い香りがすると感想を述べたのです。しかし、催眠が解けてそれが玉ねぎだったとわかると、直ちに生の玉ねぎを食べた時の反応が全身に現れました。その後、再び催眠状態に入ると、彼はまた「リンゴ」を食べ続け、体は美味しいリンゴを食べているかのような反応を示したのでした。

古代インドにもこのような技術が存在していました。深く催眠をかけられて自分はやけどしないと信じ込まされた人が、沸騰する油の鍋の中に手を入れて銅銭を取り出すことに成功しました。もちろん、中には、手に何か薬を塗ったり、技術を要する何かの手段を使ったり、催眠術とマジックを組み合わせた幻術のようなトリックだと主張する人もいます。

しかし、誰もが子どもの時に想像を膨らませた経験はあるでしょう。児童の教育心理学者によれば、子どもたちは３〜５歳の段階で嘘をつくことに興味を持ち始めます。たとえば、自分が学校でどれほど優秀であるか、成績がどれだけ良いかという話をします。親が彼の言うことが事実でないということに気づいたら、嘘をついたと子どもを叱るかもしれません。

実はこの段階の子どもにとって想像と記憶を区別することは難しいのですが、親はそれを知らないのです。彼は親を騙すつもりで話

第 12 章　より良い自分を創り出すために睡眠を取る

をしたわけではなく、自分がそうなることを想像して話しただけなのです。そして、話した後に、自分がそうであると信じ込んでいるのです。

　私自身も似たような経験をしたことがあり、実際以上に自分のことを立派で優れた人間だと思い込んでいました。例えば、私は長年にわたり、小学 1 年生から高校 3 年生まで 12 年間数学のクラス代表を務めていたと人に話しており、長い間、そのことを信じていました。しかし、のちにある日、静かに考え事をしていた時、ふと疑問に思ったのです。そこで、何人かの以前のクラスメイトに真剣に尋ねたところ、実際は違うとのことでした。私が数学のクラス代表を務めていたのは高校 3 年生の時と小学校の時だけで、その間の長い期間は数学のクラス代表ではなかったのです。信じがたいと思いましたが、それは私にとって人生がひっくり返るような出来事でした。彼らは「当時君は学習委員を務めていて、おそらく数学のクラス代表の仕事も一部担っていたのかもしれないが、確かに数学のクラス代表ではなかった」と言いました。しかし、私の記憶では、まるで 12 年間数学のクラス代表を務めていたかのように完全に思い込んでおり、そのために、文系の学生として大学に入ったものの、いまだに自分の中には理系の素質があると信じている部分があるのです。この経験を通じて、人は自己暗示と自己催眠によって、自分自身を想像の中の人に置き換えることができることに気づいたのです。

　私の先生である蔡志忠先生が以前、話してくれたことがあります。彼はブリッジを学び始めてから数ヶ月も経たないうちに、台湾代表として試合に出場するようになりました。そしてしばしば囲碁の名人、聶衛平氏とチームを組んで、ブリッジのチャンピオンシップマッチに参加し、アジアチャンピオンカップやアジア選手権大会で数多くの優勝トロフィーを獲得しました。どうやってそれを成し遂げることができたのか尋ねたところ、彼はこう答えました。「ほとんどの人が自分がメダルを手にしている姿、その時の気持ちや場面を想

223

像していないけど、なぜ何度も受賞する人がいると思う？　それは、努力して一度優勝したことがあれば、二度目の優勝は実は簡単になるからなんだよ。なぜなら、自分の心の中にはすでにチャンピオンになった経験があるからね」。

　だからこそ、中学や小学の先生が、良い学校を卒業した人が望ましいと言われるのです。彼らは意識的にも無意識にも、「清華大学や北京大学に入るのは簡単だ」と伝えるでしょう。子どもたちの先生が名門校の卒業生で、毎日のように身の回りにいて普通に接していると、子どもたちは彼がごく普通の存在のように感じるでしょう。しかし、もし先生が地方の教育大学の卒業生だった場合、彼の日常の言動を通じて、子どもたちは、北京の学校に進学することはすごいことで、ましてや清華大学や北京大学なんて行けるものじゃない、と感じるかもしれません。その結果、子どもたちはその先生の話を聞いて、北京にさえ行ければそれで十分だとか、清華大学や北京大学などは最初から自分には無理だと思うようになるかもしれません。

　もちろん、ここで名門校と普通校の優劣を議論するつもりはありません。ただ、この話を例として挙げたに過ぎません。

　人類の歴史には非常に興味深い現象があります。長い間、100メートル走を10秒以内で走り抜けるアスリートはほとんどいませんでした。しかし、最初に10秒を切ったアスリートが現れてからは、ほぼ毎回のオリンピックで誰かが10秒以内を達成しています。人間の体力が突然飛躍的に向上したのでしょうか？　そんなことはありません。長い間、人間の集団意識として、100メートルを10秒以内で走ることは不可能だと考えられてきたのです。しかし、一度それが可能であると証明されると、人々はそれを信じ、突破できるようになるのです。

　資本界でも同様です。百度が上場した年、私ははっきりと覚えていますが、その年、Googleの口座には80億ドルの現金がありました。一方、その年の百度、新浪、捜狐、网易の4社の市場価値

の合計は 80 億ドルにも満たないものでした。しかし現在はどうでしょうか？　ディディタクシー（DiDi）一社だけでも評価額が既に 500 億ドルを超え、ニュースアプリの今日頭条は 1000 億ドルにも達しています。どうしてこんなに変わることができたのでしょうか。心を開いたからでしょうか。

　もう一つ、全ての人にとって最も関連性がある話題、すなわち住宅価格について話しましょう。私たちが子どもの頃、家は 1 平方メートルにつき数千元から 1 万元で、市の中心部の一軒家は百万元もすると思っていました。その時は「どうしよう？　毎月これっぽっちしかお金を稼げないのに、一生かかっても百万元は無理だ」と感じたものです。しかし、今はどうでしょうか？　今となってはなんでもないことです。

　ですから、皆が何かを信じなければ、それは起こりません。しかし、その事象を目にして信じ始めると、それは自分の身の上にも容易に起こるようになるのです。

■信じれば、成し遂げる可能性が高まる

　以下の話をするのは、一つのことを繰り返し強調したいからです。それは、私たちの脳の認識メカニズムは、何かを信じた後、それが起こる確率が信じない時よりもずっと高くなるということです。そして、信じることは二つの方法で達成できます。一つは実際に起こった経験を通して、もう一つは十分に深い想像を通してです。

　では、実際にその事象を経験せずに、想像の中で「体験」を完了させるにはどうすれば良いのでしょうか？　私たちの脳には閉鎖メカニズムがあり、実際に起こったことと起こっていないことを区別します。実際に起こったことは信じられるものと見なし、実際に起こっていないことは信じられないものと考えます。しかし、実際にはそれには欠陥があります。大切なのは、実際に起こったかどうかではなく、本当に信じているかどうかです。信じれば、たとえ本当に起こらなくても、私たちの体や感情は起こったと同じように反応

するのです。

　では、これは何を意味するのでしょうか。蔡先生が教えてくれたことによると、できると信じれば、成し遂げられる確率がぐっと高まるということです。100％ではないまでも、始める時にただ信じることで、成し遂げる確率がずっと高くなり、実際に成し遂げた後、その信念はますます強くなります。ですので、一度チャンピオンになれば、二度目のチャンピオンになるのはさらに容易で、三度目はさらに容易になり、10回チャンピオンになることも可能になるのです。

　病気に対しても同じことが言えます。多くの人が検診結果を受け取り、胃や肝臓に小さな腫瘍があることを知った時、具体的な問題が何かをまだ説明されていなくても、ただ腫瘍があるという事実だけで、恐怖と心配に捉われてしまいます。

　先日、ある資料で特定の白血病の治癒率がかなり高くなったという記事を目にしました。かつて北京大学にある勉強家がいましたが、彼は若くして白血病にかかりました。しかし、ちょうどアメリカで特効薬が新しく発売されたため、早期に手に入れて服用を開始し、今では10年以上経過しましたが、各種の指標は正常です。そして、彼は大きなボランティア団体を発起して他の白血病患者の治療の手助けをするほどになりました。

　また、"国学堂"でインタビューしたことのある知り合いの先生がいます。彼は肝臓がんにかかり、その後体調は良くなったものの、残念ながら風邪で亡くなりました。死後、解剖して体の組織を調べたところ、彼の肝臓は体の中で最も健康な臓器だったということです。

　つまり、人々のがんに対する認識が、その悪影響を強調し、必ず死に至るという程度まで過剰に強化していると言えます。特に白血病の場合はそうです。特に、韓国ドラマの中で約二千人の登場人物が白血病で命を落とす場面が描かれたという統計がありますが、これが非常に強いネガティブな暗示効果を形成したと考えられます。

第12章　より良い自分を創り出すために睡眠を取る

■意識の主人となり、自在に取捨選択し、一歩引く

　私がお伝えしたいのは、催眠や睡眠を通じて自分の意識を作り変え、過去のネガティブな体験や考えを消去する、もしくは、心の奥深くにしまい込み、もっとポジティブで楽観的な感情や考えを意識の中心に据える方法です。これは、必ずしも睡眠中だけでなく、他の時にも行うことができます。

　以前、著名な睡眠専門家であり、アメリカのスタンフォード大学のスティーブン・ギリガン博士（Stephen Gilligan）にインタビューしたことがあります。彼は著名な催眠療法の専門家で、彼の師匠であるミルトン・エリクソン氏（Milton Erickson）も催眠療法の大家です。ギリガン博士はこの分野で長年活動しています。

　ギリガン博士は、催眠はいくつかの段階に分けられると言いました。最初の段階は自分を完全に眠らせる段階です。次の段階では、何かを信じさせ、短時間で行動バイアスを引き起こします。そして第三の段階では、催眠が行われていることに気付かないうちに、完全にそれを受け入れてしまうほど潜在的に影響を与えます。

　人は、自分がどのような意識の種類を持つべきかを決める主人であるべきですし、それどころか、いつ意識の枠組みから離れるべきかも知っているべきです。すべての要素は取り外し可能であり、取り入れることも取り除くこともできるのです。

　そうなると、あなたはもはやそのシナリオやコンテキストによって構築された夢幻の世界に傷つけられることはありません。ある種の感情的な独立性を形成し始めます。完全にそのシステムに没頭することも、いつでも自分自身を引き離すこともできます。そして、自分が以前どのようにその催眠体系に影響され、どのような感情反応を引き起こしたかを「傍観」することができます。私たちの感情反応は、そのような体系の表れに過ぎません。

227

■すべての人生は異なる睡眠段階の重なりである

　この数年、私は「論語を枕にして、睡眠中により良い自分になる」という実験をしています。また、「荘子を枕にして、魂のバージョンをアップグレードする」ということもしています。これは、どのような活動でしょうか？　もちろん、これらの内容に賛同してくれる人たちは、この講座を聴いているか、聴いたことがあるでしょう。

　私は真剣に話していて、話すことそのものが自己催眠にもなっています。私は以前、論語や孔子が好きではなく、荘子のほうが好きだったのですが、論語を一年ほど話し続けたところ、ある日突然、自分が以前よりも責任感のある人間になったように感じました。そのため、自分を甘やかしていると思った時には、わずかながら自責の念を感じるようになりました。ほんのわずかですが。

『論語』を話すたびに、自分の顔を叩かれているような気がしました。その中の一言一句が自己批判のように感じられたからです。しかし、一年間続けた結果、自分がより責任感のある人間になっていることに気づいたのです。

　では、睡眠はどうでしょうか。私たちの日常のさまざまな状態は、実際にはさまざまなレベルの睡眠に過ぎないのかもしれません。つまり、今、私たちが目覚めているときも、実は別の夢の中にいるのではないかという考え方です。イーロン・マスク氏は、人類の歴史の発展軌道から判断すると、私たちは培養皿の中の、別の次元の生命体である可能性が高いと述べています。

　睡眠を異なる階層に分けて考えると、毎晩ベッドで過ごすこの睡眠期間を、多層にわたる睡眠の一つと見なすことができます。さらに、睡眠中に自分が眠っている場面を夢見ることもあります。これは私が経験したことですが、ある日、疲れすぎて眠りについた後、自分が眠っているのを夢見て、そこからさらに深い眠りに落ち、夢の中で再び目を覚ました、ということがあります。

　映画『インセプション』は一部の人々の実験や想像を映し出して

いると友人は言いました。私たちは意識に入力された情報によって、世界に対する認識を完全にアップロードまたはダウンロードすることが可能です。

　以前は映画の中だけの話でしたが、最近になってイーロン・マスク氏がブレイン・マシン・インターフェースの初期成果を公開し、動物実験では高い成功率を示しました。また、『ネイチャー』誌に掲載された論文では、一部のてんかん患者の脳波を解読し、70％まで英単語で解読できたことが示されました（2020年1月号『Nature Neuroscience』、著者はカリフォルニア大学サンフランシスコ校のJoseph Makinら）。

　ホーキング博士はあまりにも早く亡くなってしまいましたが、彼があと数年生きていたら、自分の考えをもっと自由に表現できたかもしれません。

■理想の老後生活は、今どう生きるかによる

　現在、私たちは、どのようにして脳が世界を認識し、我々が現実だと考えるものを形成しているかをより明確に理解できるようになってきました。実際に経験していないことでも、それを本当に体験したかのように感じることができます。まだ訪れていない未来についても、想像を通じて体験を生み出すことが可能です。例えば、チャンピオンになる前に、チャンピオンになった時の喜びを想像することなどです。

　これは『金剛経』が言うように、「過去の心は得てはならず、現在の心も得てはならず、未来の心も得てはならない」ということです。

　私たちは通常、経験が先にあり、その後に認知が生まれると考えがちですが、私が知る賢明な人々はその逆を行います。彼らはまず結果を思い描き、心の中でその結果を明確にした後、逆算して一歩一歩前に進むのです。

　蔡先生は私に一つの例を挙げました。実は、この力は誰もが持っ

ているというのです。例えば、11 時 30 分の飛行機に乗る場合、遅くとも 10 時 45 分までには空港に到着するようにするでしょう。もし家から空港まで車で 1 時間かかるなら、9 時 30 分には家を出発するようにし、それに合わせて 9 時 30 分までには必ず身支度を整えるでしょう。なぜ 9 時 10 分から準備を始め、時間通りに全てを終えることができるのかというと、11 時 30 分に飛行機が飛ぶという結果を知っていて、これまでの経験から必要な時間も把握しているからです。

　そこで問題が生じます。それは、私たちの多くがどのような生活を送りたいのかを深く考えないということです。例えば、人はいずれ死を迎えるので、大抵その前に墓碑銘を刻みます。微博（Weibo）上や WeChat 上であっても、何かしら書き残します。しかし、ほとんどの人はこのことについて考えたり、この理想の墓碑銘から逆算したりして生きることはありません。

　もし人が寿命を全うできるなら、その前に必ず老いが訪れます。「優雅に、屈辱を受けずに老いることは、あなたがこの一生で行ったすべての正しいことの合計であり、最終的には正しいこともそうでないことも、すべてが残高として表れる」とチャーリー・マンガー氏は述べています。自分の「残高」がプラスであれば、良い老後となります。しかし、マイナスが多ければ、それは生涯におけるさまざまな選択の積み重ねが原因だと言えます。例えば、お金を稼ぐべき時に稼がなかった、勉強すべき時に勉強しなかった、体を鍛えるべき時に鍛えなかった、といったことが挙げられます。

　人は必ず老いるのですから、どのように老いたいかを考え、その結果に基づいて現在の行動を決めるべきなのです。

　したがって、良い人生は想像次第とも言えます。脳から見れば想像と夢は同じものですが、特に脳がリラックスしている時には、夢が現実よりも真実味を帯び、私たちの感情に大きな影響を与えるのです。

第 12 章　より良い自分を創り出すために睡眠を取る

■夢と現実には、はっきりとした境界がない

　ある朝、友人が目を覚ましたところ、突然妻に平手打ちされました。理由が全く分からず、「なぜ私を叩いたの？」と尋ねたところ、妻は「昨夜の夢の中であなたが私にひどいことをしたから、とても腹が立ったの」と答えたそうです。おかしな話だと思いますが、妻が腹を立てる気持ちは理解できます。私たちが夢の中で感じる怒りや悲しみは、現実のそれよりもしばしばよりリアルに感じられるからです。

　また、別の友人は、母親が亡くなった時はそれほど悲しみませんでしたが、夢の中で母親を見た時は、とても悲しくて泣きました。なぜなら、現実生活では私たちは理性を持ち、さまざまな意識のノイズがあり、感情をコントロールしていますが、夢の中では感情が解放されるからです。夢の中の自分が本物なのか、それとも現実の自分が本物なのか、なかなか断言することは難しいです。

　感情の真実性について言えば、夢の中の自分の方がより真実に近いかもしれません。私たちは昼と夜、特に就寝中、つまり θ 波が脳波を支配している時に、外からの情報に大きく影響を受けやすくなります。夢で見た出来事であれ、外部の原因によってその夢を見たとしても、それは簡単に「本当」の記憶や認識になります。ここでの「本当」は、実際に起こった事実ではないため、引用符で囲みます。しかし、自分が「本当」だと信じれば、全身の自律神経系がその認識に合致していると感じて、心身ともに「本当」だと認めるようになるのです。それによって、「本当」の出来事が実際に起こるのです。

　私たちの脳は容易にだまされます。ある日、先生が私に言いました。「君にいくつか言葉を投げかけたら、あなたの手が開くでしょう」私は信じませんでしたが、その時、他の人も何人かそこにいて様子を見ていました。信じがたい話でしたが、しばらくすると、私の手は抑えられずに開いたのです。実はそれは特別な技ということでもなく、暗示を繰り返すことで強化されたからでした。特に睡眠中に

繰り返し、暗示、強化を行い、音楽や感情などと関連付けると、植え付けられた認識は非常にリアルなものになるのです。

アメリカのある心理学者が行った実験では、死刑囚を目隠しした状態でベッドに縛り付け、体温、血圧、心電図、脳波などを測定する機器を体に取り付けました。裁判官がベッドのそばに来て死刑の執行を宣告し、牧師が彼のそばで、魂が早く天国に行けるようにと祈りを捧げました。

そしてこの時、彼は血を流して死に至らせると告げられたのです。裁判官の命令で、事前に準備された助手が前に進み出て、彼の手首に小さな木片で線を引き、次いで事前に準備された水道の蛇口を開けて、床下の銅製の盆に水をトクトクという音を立て滴り落とさせました。すると、水滴が垂れるリズムが徐々に遅くなるにつれ、死刑囚の彼は心の中で極度の恐怖を感じ、自分の血が少しずつ流れ出ていると感じたのです。

さまざまな測定機器が彼の身に起きた変化をありのままに記録しました。彼は典型的な「失血」症状を示し、最後には意識を失いました。この「実験」は広く伝わっているものの、実際に行われたかどうかは不明ですが、「人が恐怖で死ぬ」ことは疑う余地がありません。

アメリカの生理学者、ウォルター・ブラッドフォード・キャノン氏（Walter Bradford Cannon）は「ブードゥー死（Voodoo Death）」という概念を提唱しました。これは、心理的な暗示と感情的な衝撃によって引き起こされる死を指します。これは単なる「驚きの死」ではなく、人が自らが暗示された状態にいることを完全に理解していながら、例えば毒を飲んだと信じ込み（実際には毒がないにも関わらず）、それに応じた生理的な反応を引き起こして死に至ることを指します。

■人生劇はリハーサルできる

「より良い自分に目覚める」とはどういうことでしょうか？ それは、あなたがこんな人になりたいと思うことです。例えば、もっと

第12章　より良い自分を創り出すために睡眠を取る

善良な人になりたい、あるいは自分の容姿を変えたいなど、より良い人間像をイメージすることです。

　優れた俳優には、役作りに二つの方法があります。一つは模倣法と呼ばれる一般的な方法ですが、もう一つは内生法で、まるで憑依されたかのように役と一体化する方法です。優れた俳優は後者の方法で演技をしますが、顔は似ていなくても、表情が本物らしく見えるのです。しかし、その方法では俳優は「傷つく」ことがあります。それは、まったく別人になりきることで、完全に自分自身を役に引き込むからです。

　このような俳優は非常にプロフェッショナルな人ですが、演技の後、その役から離れないと問題になることがあります。演技中は、自分がその役の人物そのものであると信じ込み、その確信がその役の人物の自然な表情やリアクションを可能にしますが、それは演技ではなく、「ありのまま」なのです。真の名優が演じる役を自分の意識の奥深くに溶け込ませ、無意識に自然に役の振る舞いをするように、彼も完全にその人物になりきっていたのです。

　もう一つの例として、ウォルフガング・ベルトラッキ（Wolfgang Beltracchi）というドイツ人の例があります。彼の父親は画家で、子どもの頃から油絵を学びました。そして後にゴーギャンやセザンヌなどの画家の絵を模倣するようになりました。彼のやり方は、ゴーギャンやセザンヌと同時期のキャンバスを探し出し、その時期の製法で絵の具を作り、絵を描くというものでした。

　例えば、ある画家の30歳前後の時期の作品を描くとします。そこでまず、その画家が当時どの村に住んでいたか、どの川辺を散歩したかなどを伝記から調べます。そして、ウォルフガング自身もその場所を訪れて、その画家の当時の雰囲気を感じ取ります。そうして、彼はその画家の過去の絵を模倣するのではなく、新たに一枚の作品を創るのです。のちに、最も専門的な美術鑑賞家でさえも、それが贋作ではなく本物だと認めたほどでしたが、細部の一つが原因で贋作であることが露見し、彼は逮捕されたのでした。

233

しかし彼は、「約95％の絵が既に各コレクターやオークションハウスに流れているのだから、永遠に本物かどうかは誰にも分からないだろう」と言っています。100年後には、これらがゴーギャンやセザンヌの作品だとみんなが思うでしょう。あの人もこの人も専門家も本物だと思って、オークションに度々出品され、その度にオークションの記録がその信憑性を証明するのですから、誰が本物ではないと疑うことができるでしょうか？

■毎日就寝前に、雑念を空にして完璧を想像する

したがって、睡眠において非常に重要なことは、就寝前に意識的にその日の不快なことをすべてクリアにすることです。その方法として、イメージ思考を活用します。大きなパソコンのデスクトップを想像してみてください。そこで不快な画面が再生されているとします。右クリックして「削除」を選ぶと、その画面が「シュッ」と音を立ててゴミ箱に移動します。この光景を想像するのです。

稲盛和夫氏は、毎晩就寝前に禅定と呼ばれる座禅を組みましたが、それはこれらの不快で余計なものを消すためでした。私なりに解釈すれば、これは体を眠らせる前に心と脳を寝かせて休ませるということです。そのためには、まず意識をクリアにしてから眠りにつくべきです。そうしないと、脳は待機状態のスマートフォンのように、バックグラウンドで多くのアプリが動作し続け、多大な計算能力と電力を消費してしまいます。この状態を理解すれば、睡眠前にしっかりとした準備をする必要があると思えるはずです。

私たちはすでに「シュッ」とファイルを簡単に削除できると信じているわけですが、何度も繰り返すうちに、脳もそれに応じて動作するようになります。自分の削除方法は、不快なことや余計に考えたくないことを右クリックで一つ、「シュッ」と音を立ててゴミ箱に移動させる方法ですが、そうして「シュッ」と続けると、デスクトップには美しいものしか残りません。これらは、すべて自分の身に実現してほしいものばかりです。

第 12 章　より良い自分を創り出すために睡眠を取る

　私はこの行為を何度も行いました。例えば、私が仕事で使う庭は、完全に自分が想像して作り上げたものです。デザイナーはいません。私は庭に立ち、請負人に指示して、灰色のレンガを敷くようにと言いました。彼はそれでは見栄えが悪いと言いましたが、私はみんなにそうするようにと指示し、責任は自分が取ると伝えました。時には、できあがったものが思った通りでないと感じられて、変更することもあり、請負人は「なんと無駄なことをしたのか、なぜもっと前の段階で良く考えなかったのか」と言いました。しかし、私は、今初めて分かったのだと平然と返しました。造園の過程はどうであれ、庭の全体構造、細部、日当たりまで、全て毎晩就寝前に考えたものでした。

　当時、私がどこまでイメージしていたかというと、人々がこの家を訪れた時の表情や、庭の中で木々のほのかな香りを楽しむ光景、日差しが塵を透かして地面に映る感じ、雨水が叩く音に至るまでです。

　これは映画『インセプション』の中でドリームメーカーが行うことに似ています。彼女は街の模型を作り、細部まで完璧に仕上げます。もし絨毯の作りが雑だったら、人々はすぐにこれが偽の夢だと気付くでしょう。しかし、「自在喜舎」と名付けた私の家は、もちろんまだ不完全な部分があり、いくつかの細部は現場で急遽加えられたものです。

　私は提案したいのですが、毎晩寝る前に、自分が特になりたいと思っているその人物の姿を思い浮かべてください。私はこれを何年も続けています。そして、今、皆さんに紹介したいもう一つの方法があります。それは、まず考えたくないことを削除することです。それは何も考えないというわけではありません。何も考えないのは、人生に完全に絶望した人でない限り、難しいでしょう。しかし、ある程度絶望を経験し、加齢と共にホルモンが減少すると、人は空っぽの状態になることができます。なぜなら、全てが無意味だと感じるからです。

何も考えないことができないなら、考えたくない何かがあるなら、特にやりたいことを集中して考えるのが一番良い方法です。なぜなら、やりたいことをするのは決して疲れることではないからです。あなたには特に実現したいことがありますか？　それなら、なぜまだ実現していないのですか？　「物事が成就しないには必ず恐れがある」という言葉がありますが、あなたは何を恐れているのですか？

■ TIPS：
わざといびきをかいてから寝る

　私たちの体は非常に複雑なホログラフィックな受信システムです。興味深い説の一つに、人間の脳は爬虫類の脳から進化してきたというものがあり、爬虫類のストレス反応の一部が私たちにも残っているというものがあります。筋肉が緩むと、脳は堕落していると感じるため、自発的に軽い電気ショックのシグナルを出して、体が反応するかどうかを確かめます。これはいわば「まだ生きているかどうかを確認する」ための仕組みです。そのため、私たちは深く眠っているにも関わらず、突然手がピクっと動いて目が覚めることがあるわけです。

　また、私が自分で発見した入眠方法もあります。寝る時に時々いびきをかくことがありますが、偶然にも非常に効果的な入眠のコツを見つけました。これは私が秘密にしてきた方法で、今まで誰にも話したことがありませんが、今ここで初めて紹介します。それは、どうしても眠れない時には、自分から先にいびきをかくというものです。わざと二、三回いびきをかくと、すぐに眠りにつけるようになります。脳はそのいびきを聞いて、もう眠るべきだと錯覚するからです。そうして、あなたが眠りにつくように誘導してくれます。

■人生のリハーサルは、具体的になればなるほど良い

　私たちの脳とは一体何なのでしょうか？　それは、上記の例からわかるように、ホログラフィックな集約メカニズムです。音や動作、

第12章　より良い自分を創り出すために睡眠を取る

場合によっては味覚や想像、情緒に関する観念、温度、さらには音符に至るまで、これら全てを通じて、体と意識の状態に「意識のアンカー」と呼ばれるものを設定することができます。このアンカーが一度形成されると、関連付けが多様化するほど、非常にリアルな感覚が生まれます。今、3D映画を見て非常にリアルだと感じていますが、4Dになり、水を噴射するようなものが加わったらどうでしょうか？

　香港で、アメリカのSF映画『レディ・プレイヤー1』（監督：スティーヴン・スピルバーグ、脚本：アーネスト・クラインとザック・ペン）を4Dバージョンで観た経験があります。椅子までもが揺れ、見終わった後は頭がクラクラしました。これは、視覚と聴覚に振動が加わっただけの体験であったにもかかわらず、脳は既に限界に達していました。では、もし匂いまでが加わったらどうなったでしょうか。目、耳、鼻、舌……全てがリアルに感じられたら、それを真実だと思うに違いありません。西洋のことわざにもあるように、もし何かがアヒルのように見え、アヒルのように歩き、アヒルのように鳴き、アヒルの卵を産むなら、それはアヒルであるのは言うまでもありません。たとえそれがプラスチック製のアヒルだったとしても。

　そうした例を挙げるに当たって、単にイメージに頼るのではなく、他の情景も組み合わせるとよいことを説明したいと思います。例えば、ぼんやりとした意識で眠りにつきながら、ダイエットに成功した姿をイメージしてみます。その時、ベルガモットの良い香りが感じられ、同時に少しの陳皮の匂いもします。そして、BGMが流れ、味覚も感じる――口の中にお菓子を含んでいるなどとイメージするのです。

　さらに強化するのであれば、パジャマを着るなどの細部にまでイメージします。時間が経つにつれて、脳はこれらのイメージでの体験を認識し、実際に起こった出来事として記録します。このメカニズムにより、条件のうち3つや4つが満たされると、他の条件は

自動的に補われ、自然とそのシーンを完璧に再現できるのです。

これは「パッケージ化」された体験だとも言えます。いくつかの条件、色、音、香り、味、触感、やり方など、これらの要素は相互に条件反射を引き起こす源となり、同時に脳に押し寄せ、統合された印象を形成し、リアルな感覚を生み出すのです。

始めるときは、用意する要素が多ければ多いほど良いですが、後でいくつかの要素を取り除いても、脳は受け入れます。なぜなら、脳のアルゴリズムによると、これらのいくつかは「旧知の仲」であり、他のものもそうである可能性が高いと判断し、受け入れるからです。

したがって、本当の催眠は、単なる想像にとどまらないホログラフィー催眠であると言えます。古代の密教では「身口意[92]」と呼ばれますが、頭でその様子を想像しながら、特定の手の動きで体の記憶を強化します。同時に、口の中で呪文を唱えます。この呪文には、口腔が振動する感覚や耳に聞こえる感覚が含まれています。その時、お香を焚いて時間を置くと、禅の境地に到達できるかもしれません。

現在のドラマ製作の方法は以前と比べて大きく異なります。現在のテレビドラマは数日で撮影が終了することもあり、スタントや代役がたくさんいます。以前のテレビドラマの撮影は真剣勝負であり、役者たちが完成するまでロケ地に留め置かれ、外出が許されませんでした。1987年版『紅楼夢』（脚本：蒋和森、劉耕路、周雷、周岭）は、集団催眠の典型例です。原作の小説『紅楼夢』では、10代の若い男女たちの恋愛物語が描かれましたが、テレビドラマ『紅楼夢』でも子どもの役者たちが出演しました。

監督の王扶林氏は非常にストイックな人で、これらの子どもたち全員を脚本に類似した状況で生活させました。現在のように映画スタジオの中でセットを組むのではなく、彼は実際に外でリアルな建

---

92 仏教で言う「三業」のこと。身体〔行動〕、口（言葉）、心（思考）の三つの行為を意味し、これらが清浄であることを修行の目標とする。

第12章　より良い自分を創り出すために睡眠を取る

物を建設し、そこで役者たちは毎日古代の衣装を着て、古典を読み、毎日愛を交わしました。そして、しばらく経つと、自然と主人は主人らしく、宦官は宦官らしく、黛玉は黛玉となり、宝玉は宝玉となり、熙風も熙風となったのです。

　後になってわかりましたが、役者たちの多くは撮影終了後もなかなか自分の役から抜け出せないままでいたそうです。本来、撮影後に精神的な浄化が必要でしたが、そのまま解散してしまい、数年間で形成された役のイメージを引きずったまま、それぞれが自分の日常へと戻って行っていたのです。そのために、その断ち切れなかった記憶は、はっきりとした情緒的な反応はないものの、彼らの現実生活でのさまざまな無意識の行動の元となってしまいました。

　私たちの子供時代の記憶も同様です。私の場合は、将来的にマンションのような集合住宅に住むだろうと将来像を描いていたことがあります。上下階のみんなが知り合いで、食堂が近くにあり、バスケットボールコートが近くにあるというものです。私は小さい頃、団地で育ちましたが、大都市北京の団地ではなく、「八線」都市、つまり辺境地の都市の団地でした。

　私はいつか年老いた後、子供時代の状態に戻るだろうと考えています。なぜなら、それが私たちの「信じる」ことを形成しているからです。ユヴァル・ノア・ハラリ（Yuval Noah Harar）は自著『サピエンス全史』(Sapiens: A Brief History of Humankind) の中で、一群の人々が一緒になることができるのは、共通の言語と共通の信仰、すなわち共通の「物語」があるからだと言っています。

　会社も同じです。アリババ社のジャック・マー会長は、会社で侠気の雰囲気を作ろうとしました。彼は従業員に自分の現実世界から離れさせるために、アリババに入ったら現実世界での生活方式で生活しないように、と言いました。そのため、彼はすべての人にニックネームをつけました。彼は、これをアリババ社の企業文化の重要な部分として位置付けましたが、それは、組織に入った以上は、従業員は個人ではなく、システムの中の一人になる必要があるという

ことを示しています。

　それがアリババという会社がとても大きくなっても尚、強力な戦力と集中力を保っている理由でしょう。テンセント社にはテンセントの企業文化があり、アリババ社にはアリババの企業文化があります。以前勤めたフェニックススターTVや百度にもそれぞれ独自の企業文化がありました。その後、私は百度の企業文化に溶け込めなかったため、百度を去ったわけです。

　私は、意識的な再構築を通じて、若い頃に完全に学び終えなかったことを自分に補わせるべきだと感じています。ほとんどの人が子どもの頃、さまざまな理由で、例えば親が理解してくれない、周囲の環境が良くないなど、ほとんどの人が「傷を負った」子ども時代の記憶を持って成長します。

　例えば、ほとんどの人は自分が筆で字を書けないと思っています。なぜなら、小さい頃に真剣に書いたことがなく、筆の使い方も知らないからです。しかし、実際には就寝前に81日間続けて写経をすれば、恐らく81日も要することなく21日後には、字がとても上手に書けるようになるのです。なぜでしょうか？

　それは、成長すると、自分の体をコントロールしやすくなるからです。それに、私が小さい頃は、筆で字を書くモチベーションが全くなく、意味がないとすら思っていました。しかし、今はきれいな楷書で書きたいという意欲が満々で、美しい字を書けることが大変素晴らしいと思っています。他の趣味よりもコストもかかりません。

　大人が今、モチベーションもあり、学習方法を知っていて、それに継続することができれば、21日後にはほとんどの人が比較的規範的で美しい楷書の字が書けるようになり、81日後には非常に美しい字が書けるようになります。多くの人は「書くことは本当に苦手。子どもの頃に上手に書けなかったから」という思い込みの中で生きていると言ってもいいでしょう。しかし、実は、まったくそのような思い込みにこだわる必要はないのです。

　同じ理由で、子どもの頃には似たような場面がたくさんありまし

たが、補えたものは本当に少ししかありませんでした。しかし今、私たちは成長し、知識を理解し始め、改めてそれらの事柄に向き合うと、十分な余裕をもって子ども時代の「傷」を直し、子どもの頃に受けられなかった良い教育を補うことができます。あるいは以前の経験を再解釈することもできます。「子ども時代に一生を癒す人もいれば、一生をかけて子ども時代を癒す人もいる」という言葉のように。

ほとんどの人は子ども時代を癒すために一生を使います。深い反省を経て、今、私の物語を皆さんと共有することで、私が「就寝前の構築」をどのように行っているかの参考になればと思います。

長い間、私は医学を学ぶことに対して恐怖を感じていました。中医学を学ぶことは非常に難しいことだと思っていました。——実際に医学は全般的にとても難しいです。しかし、今では診療所を運営し、特に臨床効果を重視しています。

実際、私が知っている多くの中医学の医師は腕が良いです。施した治療の効果が良くなければもちろん誰もそこには行きません。患者が来ないと、運営も厳しくなります。ですから、民間病院にいる中医学の医師は、全員が高いレベルの医術の習得に専念しています。医術が向上すれば、高い収入を得ることができるからです。ですから、どうやって病気を治療するかということに対して、私もかなり真剣に取り組んでいます。それでも、やはり難しいことには違いありません。

ある時期、私が理想とする良い医師になったらどうなるかと考えました。少なくとも３つの基本条件があるべきだと思います。

第一に、比較的しっかりした西洋医学の基礎を持つことです。解剖学や生理学で、たとえ体系的に学んでいなくても、少なくともその方向に向かって学び、生涯学習を続けます。原則として、努力して学ぶ意欲があれば、新型爆弾の作り方さえ学ぶことができるのですから、できないことはありません。まずは、十分な西洋医学の常

識を持つことが第一です。

　第二に、医学の最新の進展について十分に理解しておくことです。

　第三に、中医学の精神を持つこと、それには楷書で字を上手に書き、良質の宣紙に処方箋を美しく書き上げることさえ含まれます。故宮にあるような処方箋のように。これは私自身のためではなく、多くの患者がこれを大切だと思うだろうと考えるからです。

　ですから、例えば、医者が病気を診る場合、病状をよく把握し、どこが悪いかを的確に捉え、脈を調べた後にきれいな楷書体で処方箋を書いたら、これは患者が良い中医学の医師に期待することに完全に合致します。そうして初めて、患者から万全の信頼が得られ、処方した薬を三日間きちんと飲んでもらえるようになります。もし患者が不従順な態度を示したら——処方された薬が効かないと言い出して二度と診療に来なくなる可能性もあります。もちろん、前者の方が良いでしょう。患者の従順性は治療効果を保証する上でもかなり大切な要素です。

　これら三つの基本的条件に基づき、私は毎晩のように、医学の常識を持っているかのように自分自身をイメージしました。幹細胞や脳機械インターフェースなどの知識を持っていて、世界トップクラスの専門家と交流し、お互いの考えを分かち合い討論する様子です。そして、自分が注射を打ち、処方箋を書く姿を想像します。

　さらに、臨床上の問題に遭遇したとき、故人となった二人の教師、李可先生と鄧鉄濤先生がいたらどう対処するかを考えます。それから、彼らが以前記録した医療の著書を見に行きます。著書に記載されている医療ケースは私が遭遇したものとは異なるかもしれませんが、比較できるものがあれば参考にし、彼らがどのように私に話すかを想像します。

　私は完全に、先生が亡くなってからも、就寝前に彼らから再び授業を受けるようになりました。彼らが目の前にいなくても、授業が受けられるのです。先生が授業をする目的は、知識を教えることにあるのではなく、私に特別に偉大な先生からの教えと加護を受けて

242

いることを確信させることにあります。確かに、先生が教える知識は本に書かれているものです。誰でも読むことができます。しかし、想像の授業の中でその先生の弟子になることとならないことには違いがあるのです。

私は、先生のそばで真剣に学んだ人たちを観察してきました。本を読んだだけの人と比べて、彼らの頭の中の知識の内容は同じかもしれませんが、物の見方には違いがあります。一番大きな違いは、先生の生の患者への対応を、自分の目で見てきたことにあります。先生が実際に患者をどのように治療するか、話し方、患者への対応、普段の先生の一面などを実際に目にすることで自信がつき、やがて自分もそのような人になれると信じるのです。

また、ある種の決定や願望が同時にできるようになります。つまり、いつかそのような人になると自分自身に決めるのです。それにより、自分自身において「信（信じる）」「解（理解する）」「行（行動する）」「証（証明する）」といったアクションを力強く始め、その方向に向かってゆっくりと進むことができます。最初に必要なのは、意識の中で先生と繋がり、そのような人になると信じることです。

私個人の学習経歴について言えば、まず弟子入りし、その後会社を設立して様々な場所へ遊学しました。先生は家の中で私が来るのを待っていましたが、何年経っても私が訪れることはありませんでした。後日先生が亡くなられたことを知ってとても悔やみましたが、それ以降、毎晩寝る前に先生に会いに行き、弟子らしく講義を仰いでいます。

その後、私は徐々に前進することができ、その後中国医師の免許を取得することができました。時には臨床で、特に不眠症の治療過程で、偶然にも神がかった処方を発見することがあります。——それは明らかに不眠症の治療のための処方ではありませんが、その人の症状に効果的だと確信して処方したものです。翌日はさすがにドキドキしましたが、患者から「すごく効果がありました！」という

メッセージが WeChat に届きました。このようなことが増えると、やり甲斐が感じられます。

　咳をしている患者に、鍼灸でうまく治療した場合なども、ますます自信がつきます。自信が積み重なるほど、患者も私をますます信用してくれるようになります。絶対に治せると信じている自信満々の医者と、試しにやってみようという態度の医者とでは、患者から見れば大きな違いがあります。患者は自分の身体を預けるのですから、どうして「試してみる」なんて言えるでしょうか。

　医師が示す自信は、患者にとって非常に重要です。もちろん、その自信は確固たるものでなければなりませんが、それには十分な経験による土台が必要です。

　話は戻りますが、就寝前に自分のなりたい姿をよく想像することが大切です。視覚的な部分だけでなく、聴覚や嗅覚の部分も必要です。もし自分がその匂いを嗅ぐことを想像できないなら、何らかの補助ツールを利用してください。

　あなたは試したことがあるかもしれませんが、毎日特定の香りを嗅いでいて、ある日突然それを思い出したとき、実際に嗅いでいなくても嗅いだような感覚に陥ります。「余韻が長く残る」という表現があるように、音楽もその典型的な例です。例えば、私が毎日仏教音楽を聴いていて、誰かにそれを止められてしまっても、まだ聴いているような感覚になります。それが頭の外にあるのか、それとも頭の中に響いているのか、私にも判断がつきません。時には、完全に音楽が止まっているにもかかわらず、特定の場所に座ると、その音楽がまだ聞こえているような気がします。

　また、船着場で浮かんでいる船から降りたばかりの時に、立っている場所が揺れているように感じることがあります。これは、脳がその状態を認識し、慣性が働くためです。この慣性が長く続くと、ある種の現実として認識されるようになります。仏教では、次のように言われています。「真実はどこにあるのか？　真実は、私たちが思う真実に過ぎない。しかし、偽りはどこにあるのか？　長く続

けば、偽りも真実となる」。 本物は本物らしくなければ偽物と見なされます。多くの善良な人が人々に好かれないのは、彼らが「本物」であることが逆に少し偽物のように感じられるからか、「偽物」であることが少し真実のように感じられるからです。

とにかく、就寝前には全体的にシーンを想像する必要があります。それが十分にリアルでない場合は、香りで補ってください。このシーンを想像するときにその香りを嗅ぐと、後で実際に嗅いでいなくても、想像するだけで「嗅ぐ」ことができます。音楽もまた同様です。これは、ある種の AR（拡張現実）のような効果を生み出します。想像した部分もあれば、現実の要素も混在しています。これらが意識の中で重なり合い、時間が経過するにつれて、すべてが本当の現実のように感じられるのです。これもまた、ある種の拡張現実と言えるでしょう。

■大いなる願いを立てることで、大いなる力が生まれる

しかし、話を少し先に進めると、最後にもう一つ別の問題が出てくるかもしれません。自分がなりたかった人になれたとして、もし絶望を感じたらどうすればいいのでしょうか？

以前は、自分の見識がまだ浅く、こんな人になりたいという夢を持っていましたが、実現してしまうと急に寂しくなるものです。私の大学時代の夢は、もしお金があったら何をするか、というものでした。それは、北京放送学院（現在の中国メディア大学）の近くにある古くて寂れた定福荘西街で、鶏の足を10本、コーラを1箱買うことでした。そして、両手に鶏の足を一本ずつ持ってかじり、コーラを半分飲んだ後、残りの半分に鶏の足を浸けるのです。そして最近、息子もこんなことを言いました。「将来お金持ちになったら、コーラでいっぱいのプールを作って、飲みたい時に飲み、泳ぎたい時にはコーラの中で泳ぐんだ。寝室のベッドはチョコレートとケーキでできていて、目が覚めたらベッドの脚を食べる……」彼にとって、これが完璧な人生なのです。

もし私たちが子どもの時の理想が低く、夢がすぐに実現したらどうでしょうか？　それは悲劇的なことですが、実現したらどうすればいいのでしょうか？　新しい夢を見るのでしょうか？　しかし、これは大変もったいないことです。まさにゾンサル・ケンツェ・リンポチェ（Dzongsar Khyentse Rinpoche、チベットの宗教家）が言った通り、多くの人々は容易に目標を達成してしまったら、直ちに新しい目標を探し始めます。その時、彼らの心は一種の空虚感に襲われ、その喜びを十分に楽しむ前に、再び新しい欲望に満ち溢れてしまい、その欲望は新たな不満を引き起こします。夢を実現した後に感じる空虚感、孤独感、そして喜びを、彼らはじっくりと体験する機会がないのです（「正見」）。

　どうすればいいのでしょうか？　それには、彼はまず大いなる願いを立てることが大切だと言います。なぜなら、大いなる願いこそがあなたを助けることができるからです。

「よく上を求めれば、その口を得る」と言います。自分だけの、小さなスケールの願いを持つべきではありません。そのような小さな願いの力は、微々たるものに過ぎません。心に壮大なビジョンのルートマップがある時、自ずと多くの資源が集まり、多くの仲間を見つけることができます。もし自分の夢の中で自分一人だけが主役で、すべての言動が自己中心的に展開されるなら、他人もそれを感じ取り、協力してくれることはないでしょう。

　しかし、自分の夢が多くの人々を助けるものであれば、その夢は自然と言動に現れ、他の人々にもしっかりと受け止められるのです。

　だからこそ、人は壮大なビジョンを持つことが大切です。そして、その壮大な物語の中でどのような役割を演じるかが、意義があると言えるのです。個人を超えた、より広い視野がなければ、取り組むことの重要性は薄れ、大きな影響を及ぼすこともありません。さまざまな分野のトップのリーダーを見てきた経験から言えるのは、自分の理想を偉大なる人々への奉仕という形で実現しようとすることが、彼らに共通して見られる特性であるということです。

第12章　より良い自分を創り出すために睡眠を取る

この話は真実そのものですが、なぜか中学の先生が話してくれた当時は、それほど興奮もしませんでした。これはとても残念なことです。私はどうして真実を嘘のように感じてしまったのでしょうか？　その一因は、話した先生本人がその道理を本心から信じていなかったからもしれません。

■「夢」の物語は壮大で楽しいものであるべき

まず、自分の「夢」を大きな物語の背景の下に置き、自分の役割が何であるかを考えることから始めるべきです。そうすることで、夢がよりはっきりとしてくるのです。次に、その物語は楽しくあるべきで、悲壮感のないものだと良いです。悲壮感に満ちた夢を好む人もいますが、それは実際にはとても恐ろしいことです。

友人の一人に、恋をするたびに最終的には「浮気」されるか、振られるかで終わる人がいます。彼女はそれがとても悔しいと感じているのですが、仲の良い友達から、それはきっと子どもの頃に瓊瑶[93]のドラマを見過ぎたせいだと言われました。彼女は自分をドラマの中の傷つけられたヒロインに重ねて想像し、恋をするたびに白馬の王子とのロマンスを期待していたのです。結局その「王子」に振られて雨の夜に泣き崩れるシーンを、ある種の美学を伴った悲劇として捉えていたわけです。

私も中学時代、毎日斉秦[94]の歌を聞いていましたが、深く刷り込まれていたと思います。斉秦の歌はどれも少し悲しいものばかりで、まだ恋をしたことがないにも関わらず、すでに深く失恋した気分になっていました。——初恋を迎える前から、そうした失恋の歌ばかり聞いていたため、その後、頻繁に失恋してしまったのです。言ってみれば、これは一種の「構造的な悲劇」だと思います。毎回、相手と恋愛を始める前から、すでに失恋したり、捨てられたと感じた

93　台湾の有名作家。小説の多くは若い男女のラブストーリーで、代表作《幾度夕日紅》など数多くがドラマ化された。
94　台湾の歌手。1980年代を風靡したアイドル歌手だが、「俺が北方から来た一匹の狼」など数多くのヒット曲がある。

247

りして、徐々にその状態に陥っていってしまうのです。そのため、私は恋愛に対して強烈な恐怖を抱くようになり、自分が必ず捨てられる運命にあると感じるようになっていました。

のちに何年もかけて、ようやく自分を立て直すことができましたが、皆さんの参考になればと思い、敢えてこの悲惨な経験について「勇敢に」語らせていただいたわけです。私の友人も同じように瓊瑶のドラマをたくさん見て、自分が「浮気される」、お金持ちの御曹司に捨てられると感じたのでしょう。まるで韓国ドラマをたくさん見た人が、自分が白血病で死ぬと感じるように。映画やテレビドラマでよく見る悲惨さや哀愁、悲壮感は、一種の暗示となり、私たちの心に強く影響してしまうのです。

もう一つ実例があります。ある日、私の友人が子どもを連れて街を歩いていたとき、一人の男性が走ってきて、「この子は凛々しくて美しいから、どうか自分たちのドラマに参加しませんか？」と言ってきました。彼女は相手にしませんでしたが、その男性は「私は人を騙すようなことはしないから、明日○○ホテルに来てください。監督の馮小剛と奥さんの徐帆がそこにいます。彼らを見たら、本人だとわかると思います」と言って別れました。

友人が翌日指定されたホテルに行くと、馮監督が本当にいました。彼は子どもを見てなかなか良い子だと言い、徐帆に尋ねたところ、彼女はOKと言いました。その後、子供は『唐山大地震』（中国映画、監督：馮小剛、脚本：蘇小衛、原作：張翎）という映画に子役で出演しましたが、彼の両親は当初、子供が演技の経験をするのはよいことだと思っていましたが、後になってとても後悔したそうです。なぜなら、その子は『唐山大地震』を演じた際、瓦礫から何度も引っ張り出されて生死の別れのシーンを繰り返し演じさせられ、演じ終わった後、子供は見た目がまるで生死を悟った老人のようになってしまったからです。

ですから、子どもたちにあまりにも多くの悲劇を見せるべきではありません。たまには「予防注射」として見せてもよいですが、長

第12章　より良い自分を創り出すために睡眠を取る

期にわたって見せ続けると一種の暗示になり、それが意識に深く潜り込んでしまい、その人は悲劇の中で生きるようになってしまいます。人生を悲劇として生きる必要は全くありません、たとえそれが悲壮な英雄劇であったとしても。人は楽しく、ライト・コメディのように生きればよいと、私は考えています。

　大きな事件を経験した多くの人は、身体に軽快なコメディ感を身にまとっています。私は何人かの古参の革命者や英雄と呼ばれる軍人を知っていますが、みな生死を経験してきましたが、彼らの身には素晴らしいリラックスした雰囲気が満ちているように感じられます。

　私はこの文章を書く前の晩に、葛兆光教授夫妻を訪ねました。二人とも歴史学の教授であり、年齢はおよそ60～70歳ぐらいです。葛夫人の髪は少し白く、歴史を語るときの学識の深さは素晴らしいものですが、その表情はまるで小さな女の子のようです。葛教授も小さな男の子のようで、白髪混じりの2人の少年少女が向かいに座っているのを見て、私はとても素晴らしいと感じました。彼らの研究対象は歴史で、彼らは歴史の中で生きているようなものですが、その壮大な歴史の中でも、彼らは本当に子供でいるのです。

　それで、昨日私が座った時に彼らが最初に言ったのは「こんにちは、若者」という言葉だったのでした。私は「実はもう若くないんです、もうすぐに50になりますから」と返しました。彼らは私が働いていたフェニックステレビの話題に触れましたが、私がそれは20年前のことですと伝えると、彼らは目を合わせて笑い、「私たち2人が普段話しているのは50年前のことだよ」と言いました。「夢」を見る際は、そのストーリーの背景が壮大でなければならないし、感情の基調も楽しいものであるべきです。

　映画が好きな人なら誰でも知っているように、ほとんどの映画の音楽には繰り返されるメロディがあります。異なる楽器、速度、方法で異なるシーンに何度も登場し、毎回多少の変化はあるものの、常に流れています。これが映画全体の感情の基調を決めます。

249

自分の「夢」を見る時、ストーリーの他に、感情の基調も重要であることを忘れてはいけません。実は、人生は一連の物語を通して自分の感情を生きることであり、最終的にはその感情に影響されます。

　恋愛する理由は何でしょうか？　それはただの感情のためです。もし恋愛が失恋の悲劇だけをもたらすなら、恋愛する意味はあるでしょうか？　むしろ最初から始めないほうがましなのではと思うでしょう。

　私は李宗盛の歌を聴くようになりました。——中年の男性が自分の人生を嘆き悲しむ歌です。最近聴いているのは息子が聴いている歌で、「沙漠のラクダ」（中国の歌、作詞作曲：展展、羅羅）などです。子どもができたら、もう一度若返るチャンスを掴むべきです。

　そのためには、新しい感情の基調で古いものを覆い隠す必要があります。削除を試みる人もいますが、削除することは非常に難しいため、ほとんどの人は覆い隠すことしかできません。そこで新しい習慣で古い習慣を覆い、古いイメージを新しいイメージに置き換え、新しい物語で古い物語を覆うのです。古いものは静かな夜に時々浮かび上がってくるかもしれませんが、きっと新しい方向に進むことができるでしょう。

　人生は輪と輪のつながりのようなものですが、その中を貫く軸のようなものがあるのでしょうか？　おそらくありません。つまり、未来のあなたはあなたの想像の結果であり、過去のあなたもあなたの想像の結果であり、現在のあなたもあなたの想像の結果です。ただそれだけです。何よりも大切なことは、その想像は自分で決められるものだということなのです。

■積極的に夢を創造し、人生を再構築する

　多くの人が言うでしょう、これは一体、精神分裂症と何が違うのか？

　もし街である人が空に向かって手を振りながら話したり、泣いたり笑ったりしていた場合、古代の人々はその人を狂人だと思うで

第12章　より良い自分を創り出すために睡眠を取る

しょう。その人が Bluetooth イヤホンをつけて奥さんと喧嘩していることなどは全く知りません。古代の人の目には、彼は狂人に見えます。同様に、10年前の人々にとって、私たちは皆、ネット中毒者に見えるでしょう。しかし、多くの場合、「病」は段階的で一時的なものなので、この病がどれほど重いかと深刻に考える必要はありません。自分が信じ、皆が信じれば、病気は病気ではなくなります。

すべての人が同じように想像の中で生きている時、それはもはや病ではないのです。

最も典型的な例は、ネットに没頭している時、自分が中米関係や世界の通貨戦争を指揮しているような感覚でいることです。その瞬間、あなたは完全に現実です。なぜそれが偽物だと感じないのでしょうか？　なぜなら、多くの人がそうであるように、現実の生活で落ちぶれていても、キーボードを叩くと王者に変身し、誰彼なしに罵ることさえできるようになるからです。したがって、すべての人がネットユーザーになると、ネットユーザーは存在しなくなります。

すべての人が同時に現実とバーチャルリアリティの中で生活すれば、現実とバーチャルリアリティの区別はなくなります。目に見える将来において、ほとんどの人は、ほとんどの時間をバーチャルな世界で過ごすことになるでしょう。

息子が8歳の誕生日の朝、目覚めて伸びをして言った一言に、私たちは驚きました。「さっきのは、夢だったんだ」。

話を聞いたら、彼は夢を見ていて、夢の中で人を追いかけたり、騒いだりして、汗でびしょ濡れになったそうです。それで、目が覚めた時に「夢だったんだ」と大きく伸びをしたわけです。

同じ理由で、私たちが積極的に夢を創造するとき、自分の人生を再構築することができるようになります。つまり、「夢」の中でより良い自分を見つけ出すことができるのです。

―終わり―

❖ 謝　辞 ❖

高田慎一様による原稿の校正でのご協力に感謝いたします。

■参考文献

1. [米] デビッド・パールマット、[米] クリスティン・ロベルグ著、張雪、魏寧訳『細菌群と大脳』[M]. 機械工業出版社、中国紡績社、2018
2. 楊埼玉、李崇超、李春曄『家に帰って寝る知恵』[M]、中国中医薬出版社、2015
3. 劉高峰『爆睡術：睡眠障害心理分析実録』[M]. 文匯出版社、2017
4. [英] ペネロペ・A・ルイス著、陽曦訳『眠りの秘密の世界』[M]. 中央編訳出版社、2019
5. [英]　リチャード・ホワイトマン著、陳蕾訳『夜脳』[M]. 湖南文芸出版社、2018
6. [米] リサ・フェドマン・バレット著、周芳芳、黄揚名訳『情緒』[M]. 中信出版集団、2019

■梁冬（太安）プロフィール

・知識階級の旧家に生まれ、国医大師である鄧鉄涛氏、民間の漢方大家である李可氏、郭生白氏の三氏に師事した。
・北京放送学院（現中国メディア大学）および中欧国際工商管理学院を卒業。
・1998 年にフェニックススターテレビ局に入社し、番組編集長、司会者、プロデューサーなど歴任。
・2004 年末に百度社に入社し、副社長に任命され、市場と PR 戦略の立案・執行などを担当。
・2007 年に辞職し、南懐瑾先生について国学を研鑽。
・2009 年に正安健康集団及び自在就寝有限公司を創立。
・『冬呉相対性理論』の制作責任者であり、『生命、覚者』ドキュメンタリーシリーズの制作責任者・司会者。

人生は3万日の夢
―「眠り」と「悟り」への創造的考察―

2024 年 10 月 17 日初版発行

著　者　梁冬

訳　者　張倹

発行所　株式会社牧歌舎

　　　　〒 664−0858 兵庫県伊丹市西台 1−6−13 伊丹コアビル 3 F
　　　　TEL.072−785−7240 FAX.072−785−7340
　　　　http://bokkasha.com　代表：竹林哲己

発売元　株式会社星雲社（共同出版社・流通責任出版社）

　　　　〒 112−0005 東京都文京区水道 1−3−30
　　　　TEL.03−3868−3275 FAX.03−3868−6588

印刷・製本　ベッセルプリンティング

© Ryo To 2024 Printed in Japan

ISBN978-4-434-34183-0　C0095

落丁・乱丁本は、当社宛にお送りください。お取り替えいたします。